居家社区中医药特色医养结合
服务绩效评价理论与实践

郭　清◎主审

司建平　王先菊◎著

全国百佳图书出版单位

中国中医药出版社

·北 京·

图书在版编目（CIP）数据

居家社区中医药特色医养结合服务绩效评价理论与实
践 / 司建平，王先菊著 . —北京：中国中医药出版社，
2023.10

ISBN 978-7-5132-8432-5

Ⅰ.①居… Ⅱ.① 司… ②王… Ⅲ.①中国医药—
应用—养老—社会服务—服务质量—综合评价—中国
Ⅳ.① D669.6

中国国家版本馆 CIP 数据核字（2023）第 186178 号

中国中医药出版社出版

北京经济技术开发区科创十三街 31 号院二区 8 号楼
邮政编码　100176
传真　010-64405721
廊坊市佳艺印务有限公司印刷
各地新华书店经销

开本 710×1000　1/16　印张 12.75　字数 184 千字
2023 年 10 月第 1 版　2023 年 10 月第 1 次印刷
书号　ISBN 978 - 7 - 5132 - 8432 - 5

定价　58.00 元
网址　www.cptcm.com

服 务 热 线　010-64405510
购 书 热 线　010-89535836
维 权 打 假　010-64405753

微信服务号　zgzyycbs
微商城网址　https://kdt.im/LIdUGr
官 方 微 博　http://e.weibo.com/cptcm
天猫旗舰店网址　https://zgzyycbs.tmall.com

如有印装质量问题请与本社出版部联系（010-64405510）
版权专有　侵权必究

前　言

　　人口老龄化是人类社会发展必然经历的阶段，也是目前世界各国正在面临或将要面临的最普遍难题之一。我国是世界上唯一一个老年人口超过1亿的国家，也是发展中国家中人口老龄化最严峻的国家，且呈现出发展速度快、老龄人口基数大、高龄化趋势明显、地区差异和城乡差异显著等特点。

　　截至2022年底，我国人口达到141175万人，60岁及以上老年人口28004万人，占总人口的19.80%；65岁及以上老年人口20978万人，占总人口的14.90%，老年抚养比达到21.8%；2021年，我国居民人均预期寿命由2018年的77.0岁增长到78.2岁，而2018年人均健康预期寿命仅为68.7岁，老年人大概有8年多时间带病生存，患有一种及以上慢性病的老年人比例高达75%，老年人中多病共存现象达到43%（同时患有2种及以上疾病），以非传染性慢性病为主的健康问题是影响老年人群生命质量的重要因素。

　　面对我国日趋严峻的人口老龄化趋势和非传染性慢性病的威胁，2016年2月，国务院印发《中医药发展战略规划纲要（2016—2030年）》（国发〔2016〕15号），明确要求"推动中医药与养老融合发展，促进中医医疗资源进入养老机构、社区和居民家庭"，并首次提出"探索设立中医药特色医养结合机构"。之后，党的十九届四中全会提出"加快建设居家社区机构相协调、医养康养相结合的养老服务体系"；党的十九届五中全会将实施积极应对人口老龄化上升为国家战略，进一步明确"构建居家社区机构相协调、医养康养相结合的养老服务体系"；党的二十大报告中再次强调"实施积极应对人口老龄化国家战略"，标志着实施积极应对人口老龄化国家战略已经成为我国人口长期发展的主要任务。

中医药学是中华民族的瑰宝，凝聚着深邃的哲学智慧，包含着中华民族几千年的健康养生理念，蕴含着丰富的实践经验，在理论层面强调"天人合一""阴阳五行"，提倡"三因制宜""辨证论治"，在实践层面强调养生"治未病"，具有保养身心、预防疾病、改善体质、诊疗疾病、增进健康等独特优势。居家社区中医药特色医养结合，作为最具中国特色、最能体现医养康养特点、最能满足居家社区老年人多样化及多层次健康养老服务需求的医养结合服务模式，能够让老年人在家门口就能享受到低价格、高质量、个性化的中医药特色医养结合服务，有助于将中医"治未病"理念、方法和技术融入老年人的日常生活，实现养老与养生、预防与保健、诊疗与康复护理相结合，中医药健康管理贯穿始终，从而减少老年人疾病发生，改善老年人健康状况，提高其生命质量，降低养老服务费用，促进健康老龄化发展。

随着居家社区老年人多样化、多层次的健康养老服务需求不断增加，以及党和国家系列政策的引导和促进，全国多个省份、地市、机构展开了居家社区中医药特色医养结合的实践探索。如2017年8月，河南中医药大学第一附属医院与普罗中国签订战略合作协议，成立河南中医药大学第一附属医院普罗旺世医养结合健康管理中心，于2020年4月作为河南省首家居家社区中医药特色医养结合机构落户普罗旺世社区；2018年2月，腾冲市在腾越街道文星社区建立首家社区居家养老服务中心，后又以天成社区、山源社区、中和镇新岐社区、明光镇东营社区4个医养结合社区居家养老服务示范区为基点，开展中医药适宜技术服务；2019年5月，康隆西城长者屋与附近三级医院、社区卫生服务中心进行深度合作，作为陕西省首家居家社区中医药特色医养结合机构展开实践探索；2022年10月，吉林省中医药管理局印发《关于中医药服务下沉社区嵌入式养老服务机构的通知》（吉中医药函〔2022〕36号），要求县（市、区）的县级中医医疗机构主动与社区嵌入式养老服务机构（社会综合居家养老服务中心）对接，开展中医药服务嵌入工作；2022 年 11 月，由万宏养老集团负责运营的虹桥街道社区综合为老服务分中心与上海市中医药特色示范社区卫生服务中心——虹桥街道社区卫生服务中心达成合作意向，并签署中医药特色医养结合服务协议；2022 年 12 月，山东省卫生健康委员会、山东省民政厅评选了 12 家第一批山东省中医药特色医养结合示范基地，要求将中医"治未病"理念、中医养生保健、中医药特色康复等融入健康养老全过程。

2022 年 2 月，国家卫生健康委员会等 15 个部门在联合印发的《"十四五"健康老龄化规划》（国卫老龄发〔2022〕4 号）中将"提升医养结合服务质量"作为 28 项主要任务之一，并强调："持续开展医养结合机构服务质量提升行动，推动医养结合机构规范开展医疗卫生服务和养老服务。"由此可见，提升服务质量已成为医养结合领域当前和未来一段时期的重要课题，绩效评价作为提升服务质量的重要抓手，是引导医养结合高质量发展的"指挥棒"。然而，梳理已有文献发现，已有研究中鲜见关于居家社区中医药特色医养结合服务绩效评价的研究。基于此，本书围绕"居家社区中医药特色医养结合服务绩效评价"问题展开深入研究。

本书在写作过程中得到了多位领导、老师和朋友的帮助！感谢郑守曾、方积乾、武留信、鲍勇、杨勇、申俊龙、许才明、朱海龙、许亮文、任建萍、马海燕、陈锦秀、张景祖、刘彦慧、王明强、赵宇平、刘继刚、闫国立、邓国兴、杨巧菊、邓永志、魏联杰、海龙、梁玉磊、王大辉、刘党军、孙保锋、寇现立、张婉、魏小强、张生龙、张自霞、邹海红、吴艳丽、陈欣、叶森、高静、马福刚、曾兴水、陈令轩、王自立、董辉、陈克、崔书克、杜晓田、刘坚强、单耀宾、罗琳、宋少琼、任冲科、顾蕾、王峰涛、王楠等专家学者、机构工作人员和领导在指标体系构建以及数据收集等方面提供的大力支持！感谢中国中医药出版社编辑对本书顺利出版付出的辛勤劳动！另外，本书还参考了大量国内外相关文献，借鉴了诸多专家学者的研究成果，在此一并表示感谢。囿于编写人员的学术水平和研究能力，书中难免存在疏漏和不足之处，恳请大家批评指正。

编者

2023 年 8 月

编写说明

本书在理论层面，以中医"治未病"理论为指导，依据SPO理论模型，基于人口老龄化、相关政策、需求动因等背景因素，围绕服务结构、服务过程、服务结果3个维度建立居家社区中医药特色医养结合服务绩效评价概念框架，并根据概念框架构建兼顾服务机构、工作人员、老年人等主体，涵盖3项一级指标、11项二级指标、29项三级指标的居家社区中医药特色医养结合服务绩效评价指标体系，推动了SPO理论模型在居家社区中医药特色医养结合服务绩效评价领域的理论创新。在实践层面，选取与全国人口老龄化程度接近的河南省作为样本省份；采用分群随机抽样法，选择郑州市、洛阳市、南阳市、新乡市、开封市为样本地市；运用典型抽样法在每个地市选择3个区（县）、每个区（县）选择2家居家社区中医药特色医养结合机构为样本机构进行实地调查，同时综合考虑开展情况、运行状况等因素，从调查的30家机构进一步聚焦于5个地市9个区（县）的10家机构展开研究，为促进居家社区中医药特色医养结合高质量发展提供实证依据。

本书重要名词缩写如下：层次分析法（Analytic Hierarchy Process，AHP）；内容效度指数（Content Validity Index，CVI）；诊断 – 干预 – 验证 – 调整（Diagnose–Intervene–Verify–Adjust，DIVA）；条目水平的内容效度指数（Item–Level Content Validity Index，I–CVI）；国家医疗服务体系（National Health Service，NHS）；经济合作与发展组织（The Organisation for Economic Co–operation and Development，OECD）；老年人全包护理计划（The Program of All–inclusive Care for the Elderly，PACE）；量表水平的内容效度指数（Scale–leveL Content Validity Index，S–CVI）；结构 – 过程 –

结果（Structure-Process-Outcome，SPO）；逼近理想解排序法（Technique for Order Preference by Similarity to an Ideal Solution，TOPSIS）；世界卫生组织（World Health Organization，WHO）。

本书是 2020 年河南省哲学社会科学规划项目（2020BSH010）、2023 年河南省社会科学规划决策咨询项目（2023JC041）、2021 年度河南省高等教育教学改革与实践项目（2021SJGLX417）、河南省中医药文化与管理研究项目（TCM2023026）、河南省新型特色智库中医药与经济社会发展研究中心 2022 年度重大项目（2022A01）的部分研究成果，可供卫生健康管理部门（含中医药管理部门）、民政部门、人社部门等相关工作人员阅读参考，也可供相关科研人员、实践工作者参考借鉴。

编者

2023 年 8 月

目　录

第一章　绪论·· 1

　第一节　研究背景和意义····························· 1

　第二节　国内外研究现状····························· 7

　第三节　研究内容································· 20

　第四节　研究方法································· 22

　第五节　质量控制································· 25

　本章小结······································· 26

第二章　相关概念和理论基础·························· 27

　第一节　相关概念界定····························· 27

　第二节　理论基础································· 34

　本章小结······································· 39

第三章　居家社区中医药特色医养结合服务绩效评价概念框架····· 40

　第一节　居家社区中医药特色医养结合服务绩效的内涵········· 40

　第二节　居家社区中医药特色医养结合服务绩效的特征········· 43

　第三节　居家社区中医药特色医养结合服务绩效评价概念框架的建立··· 44

　本章小结······································· 51

第四章　居家社区中医药特色医养结合服务绩效评价指标体系····· 52

　第一节　绩效评价指标体系构建的原则和依据············· 52

　第二节　绩效评价指标体系的初步构建················· 56

第三节　绩效评价指标体系的确立 ……………………………58

第四节　绩效评价指标权重的确定 ……………………………77

第五节　绩效评价指标体系的信度和效度 ……………………83

第六节　绩效评价指标量化 ……………………………………87

本章小结 ………………………………………………………90

第五章　居家社区中医药特色医养结合服务绩效评价实证研究………91

第一节　调查问卷及半结构式访谈提纲设计 …………………91

第二节　数据收集 ………………………………………………93

第三节　实证研究结果与分析 ………………………………101

本章小结 ……………………………………………………116

第六章　居家社区中医药特色医养结合服务绩效影响因素分析……117

第一节　三级指标障碍因子诊断 ……………………………117

第二节　二级指标障碍因子诊断 ……………………………122

第三节　一级指标障碍因子诊断 ……………………………125

本章小结 ……………………………………………………127

第七章　居家社区中医药特色医养结合服务绩效提升策略…………128

第一节　宏观层面——政府 …………………………………128

第二节　中观层面——机构 …………………………………130

第三节　微观层面——家庭 …………………………………131

本章小结 ……………………………………………………133

第八章　研究结论与展望……………………………………………134

第一节　研究结论 ……………………………………………134

第二节　研究创新 ……………………………………………136

第三节　研究局限与展望 ……………………………………137

本章小结 ··· 138

附录 ··· 140

附录1：十八大以来出台的支持居家社区中医药特色医养结合的
政策文件 ·· 140

附录2：居家社区中医药特色医养结合服务绩效评价指标体系
专家咨询表（第一轮） ····························· 149

附录3：居家社区中医药特色医养结合服务绩效评价指标体系
专家咨询表（第二轮） ····························· 161

附录4：居家社区中医药特色医养结合机构基本情况调查问卷········· 167

附录5：居家社区中医药特色医养结合机构工作人员满意度
调查问卷 ·· 173

附录6：居家社区中医药特色医养结合的服务需求、利用及
满意度调查问卷 ···································· 176

附录7：居家社区中医药特色医养结合机构负责人半结构式
访谈提纲 ·· 180

附录8：居家社区中医药特色医养结合机构工作人员半结构式
访谈提纲 ·· 181

附录9：老年人半结构式访谈提纲 ························· 182

附录10：卫生健康管理部门半结构式访谈提纲 ··············· 183

附录11：民政部门半结构式访谈提纲 ······················ 184

附录12：人社部门半结构式访谈提纲 ······················ 185

主要参考文献 ·· 186

第一章 绪 论

2022年2月，国家卫生健康委员会等15个部门在联合印发的《"十四五"健康老龄化规划》（国卫老龄发〔2022〕4号）中指出，"十四五"时期，我国60岁及以上人口占总人口比例将超过20%，78%以上的老年人至少患有一种以上慢性病。面对我国日趋严峻的人口老龄化趋势和非传染性慢性病的威胁，党和国家出台了一系列政策措施引导和促进居家社区中医药特色医养结合的发展，多个省份、地市积极开展实践探索，构建契合"实施积极应对人口老龄化国家战略"导向、符合居家社区中医药特色医养结合特点、迎合居家社区老年人多样化多层次健康养老需求的绩效评价指标体系，开展绩效评价研究，有助于促进居家社区中医药特色医养结合高质量发展。

第一节 研究背景和意义

一、研究背景

（一）人口老龄化的日趋严重

人口老龄化是人类社会发展必然经历的阶段，也是目前世界各国正在面临或将要面临的难题之一。2002年，联合国发布的《世界人口老龄化报告（1950—2050）》中将60岁及以上人口占比达到10%或65岁及以上人口占比达到7%作为国家或地区进入老龄化社会的标准。如果65岁及以上人口占比达到14%，进入深度老龄化社会；65岁及以上人口占比达到

1

20%，进入超级老龄化社会。据此标准，全球于 2001 年正式进入老龄化社会。在不同的国家或地区，老龄化的时间、速度不尽相同，截至 2021 年，全球 60 岁及以上人口占比达到 13.7%，预计到 2030 年、2050 年将分别达到 16.6%、22%。

我国是世界上唯一一个老年人口超过 1 亿的国家，也是发展中国家中人口老龄化最严峻的国家，在经济上"未富先老"、制度上"未备先老"、身体上"未康先老"的状态下于 1999 年进入老龄化社会，且呈现出发展速度快、老龄人口基数大、高龄化趋势明显、地区差异和城乡差异显著等特点。第五次人口普查（2000 年）结果显示，我国 60 岁及以上老年人口数 12998 万人，占全国人口数的 10.45%，老年抚养比为 10.15%；第六次人口普查（2010 年）老年人口数增至 17759 万人，占全国人口数的 13.32%，老年抚养比为 19.02%；第七次人口普查（2020 年）老年人口数达到 26402 万人，占全国人口数的 18.7%，老年抚养比为 19.74%（图 1-1、图 1-2）。第七次人口普查全国人口数为 141178 万人，较 2000 年增长 13.61%，年均增长率为 0.64%；同期 60 岁及以上老年人数较 2000 年增长 103.12%，年均增长率为 3.61%；同期老年抚养比较 2000 年增长 94.48%，年均增长率为 3.38%，均远远快于全国人口增长速度。另外，除西藏自治区外，其他省份均已进入老龄化社会，其中辽宁、重庆、四川、上海、江苏、吉林、黑龙江、山东、安徽、湖南、天津、湖北等 12 个省份 65 岁及以上老年人口比重超过 14%，进入深度老龄化社会。截至 2021 年底，全国人口达到 141260 万人，60 岁及以上老年人口 26736 万人，占总人口的 18.9%，老年抚养比为 20.8%。预计到 2030 年，我国 60 岁及以上老年人口占比将超过日本，成为全球人口老龄化程度最高的国家；到 2050 年将达到 4.35 亿人，占全国总人口的 29.3%。

（二）非传染性慢性病的威胁

随着经济社会发展水平、生活水平和医疗技术水平的提高，全球人均预期寿命逐年增加，随之而来的人均健康预期寿命却不容乐观，老年人大

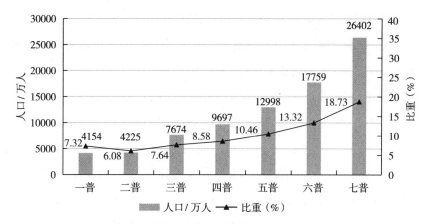

图 1-1　我国历次人口普查 60 岁及以上老年人口数量及占全国总人口比重

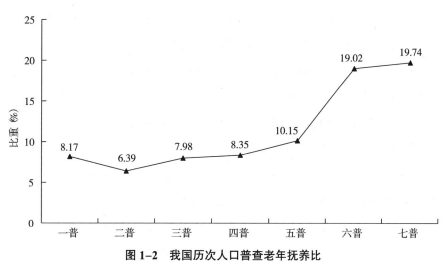

图 1-2　我国历次人口普查老年抚养比

数据来源：《中国人口统计年鉴 1988》《中国人口统计年鉴 1992》《中国人口统计年鉴 2000》《中国 2010 年人口普查资料》《中国人口普查年鉴 –2020》。

多处于带病生存状态，且主要是慢性病。从全球范围看，2000 年到 2019 年，全球人均预期寿命从 66.8 岁增加到 73.3 岁，健康预期寿命从 58.3 岁增加到 63.7 岁，预期寿命的增长速度略快于健康预期寿命，导致老年人带病生存的比例升高，从 8.5 年增加到 9.6 年。从我国来看，2019 年，我国居民人均预期寿命是 77.3 岁，而人均健康预期寿命仅为 68.5 岁，患有一种及以上慢性病的老年人比例高达 75%。2022 年，世界卫生组织发布的

《世界卫生统计 2022》中显示：在全球范围内，老年人的主要死因为心脏病、中风、癌症、糖尿病和慢性肺病等非传染性疾病，占所有死亡人数的比重从 2000 年的 60.8% 增加到 2019 年的 73.6%。

2020 年，我国居民癌症年新发病例数约 406.4 万人，发病率为 293.91/10 万，城市发病率高于农村；60 岁及以上男性高血压患病率为 57.5%、女性为 61%；60 岁及以上男性糖尿病患病率 23.3%、女性为 25.9%；60～69 岁、70 岁及以上男性慢性阻塞性肺病患病率分别为 30.4%、42.3%，女性分别为 11.7%、18.5%。慢性病死亡率为 685.0/10 万，占全部死亡人数的 88.5%，前 10 位死因分别是心脑血管疾病，癌症，呼吸系统疾病，内分泌、营养和代谢疾病，消化系统疾病，神经系统疾病，泌尿生殖系统疾病，精神障碍，肌肉骨骼和结缔组织疾病，血液造血免疫疾病。城市居民、农村居民恶性肿瘤、心脏病、脑血管病、呼吸系统疾病、糖尿病等重大慢性病死亡率分别为 527.97/10 万、577.80/10 万，分别占当年居民病伤死亡人数的 83.18%、82.51%，在 60 岁及以上老年人中死亡率均和年龄成正相关，且随着年龄增长，呈现快速上升趋势，如城市居民恶性肿瘤死亡率，60～64 岁为 309.33/10 万、65～69 岁 479.03/10 万、70～74 岁为 696.85/10 万、75～79 岁为 954.61/10 万、80～84 岁为 1288.86/10 万、85 岁及以上为 1730.64/10 万；农村居民心脏病死亡率，60～64 岁为 144.41/10 万、65～69 岁为 261.76/10 万、70～74 岁为 538.54/10 万、75～79 岁为 1106.76/10 万、80～84 岁为 2348.08/10 万、85 岁及以上为 6000.59/10 万。随着年龄的增长，老年人的生理功能趋于衰退，患病、伤残概率相比非老年人群更高，由此带来的疾病经济负担也更重。

二、问题提出

面对日益严峻的人口老龄化趋势和非传染性慢性病的威胁，党的十八大以来，党和国家出台了 61 项政策，引导和促进居家社区中医药特色医养结合的发展（见附录 1），比较有代表性的举例如下。2016 年 2 月，国务院印发《中医药发展战略规划纲要（2016—2030 年)》(国发〔2016〕15 号)，首次提出："探索设立中医药特色医养结合机构，建设一批医养结合示范基地。"2019 年 8 月，国家发展和改革委员会、民政部、国家卫生健康委员会印发的《普惠养老城企联动专项行动实施方案（2019 年修订版)》(发改社会〔2019〕1422 号) 中首次出现了"居家社区养老"的概念。2021 年11 月，《中共中央 国务院关于加强新时代老龄工作的意见》中要求"把积极老龄观、健康老龄化理念融入经济社会发展全过程""推动老龄工作重心下移、资源下沉，推进各项优质服务资源向老年人的身边、家边和周边聚集""积极发挥基层医疗卫生机构为老年人提供优质中医药服务的作用"。

居家社区中医药特色医养结合，作为最具中国特色、最能体现医养康养理念、最能满足居家社区老年人多样化多层次健康养老服务需求的医养结合服务模式，在全国多个省份、地市展开实践探索。2022 年 2 月，国家卫生健康委员会等 15 个部门在联合印发的《"十四五"健康老龄化规划》(国卫老龄发〔2022〕4 号) 中将"提升医养结合服务质量"作为 28项主要任务之一。由此可见，开展居家社区中医药特色医养结合服务绩效评价研究，已成为当前和未来一段时期的重要课题。然而，通过文献梳理发现，已有研究中鲜见关于居家社区中医药特色医养结合服务绩效评价的研究。

三、研究目的和意义

（一）研究目的

以中医"治未病"理论为指导，依据 SPO 理论模型建立居家社区中医药特色医养结合服务绩效评价概念框架，进而构建服务绩效评价指标体系并进行实证研究，分析各指标对评价目标的贡献度及障碍度，探寻居家社区中医药特色医养结合服务绩效的主要障碍因子，进而提出服务绩效提升策略，为政府决策和行业发展提供参考。

（二）研究意义

1.理论意义

（1）丰富理论内涵

本研究以中医"治未病"理论为指导，依据SPO理论模型，基于人口老龄化、政策、需求动因等背景因素，围绕服务结构、服务过程、服务结果3个要素建立居家社区中医药特色医养结合服务绩效评价概念框架，提炼概念框架的研究变量，丰富了居家社区中医药特色医养结合服务绩效评价的理论内涵。

（2）拓展研究视域

本研究基于建立的概念框架，从服务结构、服务过程、服务结果3个层面构建涵盖3项一级指标、11项二级指标、29项三级指标，科学规范、动态循环、持续改进的居家社区中医药特色医养结合服务绩效评价指标体系，并通过实证研究对指标的科学性、合理性进行验证，拓展了居家社区中医药特色医养结合服务绩效评价的研究视域。

（3）推动理论创新

本研究坚持问题导向，在研读国内外相关研究、梳理国家和地方相关政策文件、深入居家社区中医药特色医养结合机构实地调查并进行专家咨询的基础上，围绕实际问题探寻理论渊源，依据经典理论建立绩效评价概念框架，构建绩效评价指标体系并展开实证研究，推动了SPO理论模型在居家社区中医药特色医养结合服务绩效评价领域的理论创新。

2.实践意义

（1）有助于客观评价

本研究基于"系统性、科学性、层次性、可操作性、定性和定量相结合"的原则，依据SPO理论模型构建绩效评价指标体系，每项指标均有出处并可量化，且绩效评价指标体系的信效度高，收集的数据真实可靠，能够客观准确地反映居家社区中医药特色医养结合服务绩效。

（2）优化资源配置

本研究围绕居家社区中医药特色医养结合服务绩效的影响因素，从多主体协同视角提出促进居家社区中医药特色医养结合人力资源、物力资源、财力资源等生产要素的优化配置思路，有助于提高资源利用效率，从而更好地满居家社区老年人多样化多层次健康养老服务需求。

（3）提升服务质量

本研究客观评价了居家社区中医药特色医养结合服务绩效，分析其影响因素，查找其薄弱环节并分析主要原因，围绕服务结构、服务过程、服务结果等方面提出优化资源配置、强化过程管理、提升服务绩效的思路，进一步提升居家社区中医药特色医养结合服务质量。

第二节 国内外研究现状

一、国外研究现状

由于国外研究中鲜见中医药特色医养结合的相关研究，因此本部分主要围绕社区照顾、美国老年人全包护理计划、英国整合照料、日本长期介护保险制度、绩效评价等展开研究。

（一）关于社区照顾的研究

学界普遍认为，我国的居家社区养老源于国外的社区照顾。国外围绕社区照顾的研究主要集中在内涵外延、服务模式及服务优势、服务内容及服务方式、服务主体、资金来源、质量评价6个方面。

1. 关于社区照顾内涵外延的研究

1989年英国政府颁布的《社区照顾白皮书》中指出，社区提供适当程度的干预和支持，以使人们能获得最大的自主性，掌握自己的生活。社区照顾主要有"社区内照顾"和"由社区照顾"两种方式。有学者提出，社区照顾是一个合作的、跨学科的系统，介于医学、社会学和教育学之间，其服务群体包括有精神健康问题、学习障碍和其他残疾的人，其目的是将他们纳入社区"主流"生活而不是分开，体现"以人为本"的理念。

2. 关于社区照顾服务模式及服务优势的研究

发达国家养老服务多数经历了"机构化"向"去机构化"的转变。20世纪50年代，以英国为首的发达国家开始探索社区照顾服务模式。以社区为基础对老年人开展照顾，让老年人在社区就地安养，可以改善老年人的健康状况并适度节约成本。这一模式很快在美国、法国、荷兰、日本等国家推广，发展成为西方国家养老服务体系中的重要组成部分。有学者提出，应在医院和社区服务之间实现更好的平衡，由社区成员、全科医生、老年护理员、服务提供者和政策制定者共同创建多学科协作诊所的一站式照顾模式，可以增进社区老年人对生活环境的心理依赖感和情感认同感，提升养老资源使用效率和精神慰藉能力等。

3. 关于社区照顾服务内容及服务方式的研究

社区对老年人提供的服务除了饮食保健、日常照顾、医疗护理，还应包括精神慰藉、休闲娱乐、情感援助、心理健康等，形成生活照料、物质支持、医疗保健和整体关怀逐层递进的服务体系。个性化的社会养老服务能更好地满足不同老年人的生活需要，吸引更多的老年人参与，促使其根据自身实际选择适合自己的养老服务以节约成本。David C 将居家社区养老的职能和目标进行了进一步的拓展，在现有目标的基础上探索一种以长期目标为主的养老方式，认为长期养老模式应该逐渐将那些较为孤立的老年群体（如神经功能存在障碍的老年群体）纳入居家社区养老的范围之内。

4. 关于社区照顾服务主体的研究

基于家庭功能弱化的社会现实背景，政府、市场、社会组织、家庭等均应承担一定的养老服务责任，积极为老年人提供物质和精神服务，保障老年人的生活品质。政府可通过发放老年人专项生活补贴等形式，确保老年社会成员居家即可得到服务支持；社会可采取直接分担式和小组互助式的服务模式介入社区提供照顾服务；社区是具备满足老年人需求、获得老年人认同等多重价值的社会单位，可通过日间照料中心等提供暂托服务，也可通过家务助理服务提供老年人日常生活所必需的项目。

5. 关于社区照顾资金来源的研究

多数学者认为社区照顾资金的主要来源是政府财政支出、社会保险基金和个人及慈善组织的捐赠。也有学者认为，除政府财政支持外，资金来源渠道还应包含社会保险金、企业养老金等。以加拿大安大略的养老模式为例，受政府预算的影响，该地居家社区养老服务的预算在加拿大养老服务中所占的比例呈现下降趋势，故政府将社区养老与居家养老服务做进一步整合，家庭、社区、非营利组织及社会工作者等社会力量也介入到居家社区养老服务中。

6. 关于社区照顾服务质量评价的研究

服务质量依赖于服务对象的主观态度，其高低取决于服务对象所感知的服务水平与其所期望的服务水平之间的差别程度，主要体现为服务结果是否可以实现预先设定的目标。也有学者认为，服务质量不应局限于服务结果，也应包括服务供给方式，强调应以服务的不同属性去评判服务质量。针对服务质量评价，英国于 2004 年发起的质量和结果框架（Quality and Outcomes Framework，QOF）将评价结果与全科医生的收入奖励直接挂钩。在后续研究中，学界陆续提出了包括有形性、可靠性、响应性、保证性和移情性 5 个维度的服务质量模型，以及在服务质量模型基础上进行创新的绩效感知服务质量模型，绩效感知服务质量模型量表更简单、实用和精准。韦福祥的《服务质量评价与管理》中也认为决定居家养老服务质量的关键在于提升老年人的自主能动性和满意度。

（二）关于医养结合的研究

国外并没有医养结合的说法，部分学者认为我国的医养结合和美国老年人全包护理计划（The Program of All-Inclusive Care for the Elderly，

PACE）、英国整合照料、日本长期介护保险制度的内涵类似，因此，本研究主要对以上 3 种模式进行阐述。

1. 关于美国 PACE 的研究

美国 PACE，是由政府主导、以社区为基础的老年人服务模式，源于 1973 年美国旧金山名为 "ON LOK" 的成人日间照料中心。1990 年 PACE 正式实施，并获得美国政府医疗救助和医疗照顾制度的支持。2015 年 11 月，《PACE 创新法案》由时任总统奥巴马签署成为法律。PACE 作为美国最古老和最成功的养老院替代模式之一，其核心理念是在社区为老年人及其家庭提供医疗相关服务以增进健康福祉，服务对象为 55 岁及以上人群，服务内容主要包括紧急照顾服务、看护服务、初级医疗照顾、住院治疗、护理院照顾，以及预防性、恢复性、治愈性和护理性服务。Chatterji P 等人将未参与 PACE 的社区老人作为对照组，将参与 PACE 的社区老人作为实验组进行研究发现，参与 PACE 的社区老人对生活的满意度提升，住院时间减少，身体状况明显改善，社区生存时间更长。Segelman M 等人对 25021 个参与 PACE 的群体进行两年追踪调查发现，PACE 独特的组织管理可以有效减少参与者的住院率、再住院率及潜在的住院可能。Hirth V 等人通过研究 PACE 的过去、现在和将来，发现 PACE 以其高效率的资源整合理念和机制，有效改善了预期医疗费用较高的老年群体的健康状况，同时也降低了医疗费用。Meret-Hanke LA 发现有效的健康和预防管理能减少不必要的住院和再住院情况，极大地节省了医院的医疗资源。Wieland D 等人的实证研究表明，PACE 的专业照护破解了认知和行为障碍老人入住机构的困境，并且按人头收费的方式有效缓解了州政府的财政压力。PACE 通过多学科专家组成的团队进行个案管理，使老年人延长了寿命、改善了健康状况、提高了生活质量，90% 可能进入疗养院的老年人选择居住在社区接受服务，老年人平均延迟 2 年进入养老机构，有效降低了医疗利用率，为州政府节约了成本。至 2019 年底，PACE 在美国共有 130 个站点，为 31 个州的 5 万多名参与者提供服务。

2. 关于英国整合照料的研究

英国于 1929 年进入老龄社会，为应对人口老龄化的压力，20 世纪 70 年代开始，英国就提出了整合照料（Integrated Care）理念并将其作为政府的一项重要政策予以执行，服务内容涵盖助养、生活护理、医疗及社会服务等。资金来源主要是公共支出和非公共支出，公共支出包括 NHS、劳动部和地方政府财政预算，非公共支出包括个人和家庭支出。服务模式包括横向整合和纵向整合，横向整合指社区照护中心、护理院及医院等机构之间联合为老人提供不同层次的服务；纵向整合指在照料体系内，老人可享受从初级护理到专业护理再到长期照护的纵向深入服务。服务团队由全科医生、护士、职业治疗师、物理治疗师、心理咨询师和社会工作者及其他相关专业人士组成，并且与医院的专科医生保持密切联系。整合照料被认为是一种协调的组织过程，旨在实现连续的护理，根据服务对象的需求和综合评判进行定制服务。Flanagan S 等人通过对享受整合照料的慢性病老人进行追踪研究发现，整合照料可以有效改善慢性病老人的身体状况，提升其生活质量。Maruthappu M 等人认为，针对整合照料中存在的服务对接失误、管理繁杂、监管缺失及资金界限不明晰等问题，应按老年人健康状况进行分类，建立专门领导小组联合管理，对资金进行专款专用专管。为提高整合照料的服务质量，伦敦西北部构建了由临床专员，初级、二级保健提供者，地方当局和志愿部门共同参与的整合照料体系，探索"全系统整合照料"模式。

3. 关于日本长期介护保险制度的研究

2000 年 4 月，日本《介护保险法案》实施，标志着日本长期介护保险制度（Long-Term Care Insurance System，LTCI）正式建立。经过 20 余年的发展，长期介护保险制度已成为解决老年人长期护理问题、减轻家庭养老负担的典范。长期介护保险制度的核心是提供介护服务，介护服务的实施以介护保险为前提，被保险人为在市町村区域内拥有住所的 40 岁以上的主体，介护给付费中除了财政负担的 50% 外，另外作为保险费征收的 50% 的部分，按照 1 号被保险人（65 岁以上）与 2 号被保险人（特定疾病的 40 ～ 64 岁）的人口比例进行分配。享受介护保险服务必须接受需要介护程度认定，在保险制度设立时需要介护度分为 5 个阶段，需要支援状态为 1 个阶段，共分为 6 个阶段。在 2006 年法案修订时将存在"认知机能低下"或"状态不稳定"作为需要介护 1 阶段，不属于此类的作为需要支援 2 阶段，共分为 7 个阶段。随着日本长期介护保险制度日趋完善，学界围绕长期介护保险的未来改革趋势、成本与效益及激励机制进行了探讨，并指出供需失衡、护理人员不足、专业素养低及资金短缺等问题制约了日本的长期介护保险制度发展。Kashiwagi M 等人采用多元逻辑回归模型对1276 名享受社区长期介护保险的样本数据进行分析，发现受进入标准和价格等因素制约，家庭访问式护理服务未发挥制度预设作用，建议政府制定相关政策推动长期介护保险全面进入社区，提前解决进入社区存在的资金和人才缺乏问题，并且保证资金来源的稳定性，从而有效化解长期介护保险制度发展面临的困境，使其可持续发展。

（三）关于绩效评价的研究

绩效，是源于管理学的术语，有"成效"和"表现"的意思，其内涵主要有目标论、行为论和能力论 3 种。绩效评价，是指在特定的制度和政策环境下，按照一定的评价标准和评价指标，对组织既定目标的实现程度，以及为实现既定目标所安排预算的执行效果进行的综合性评价。绩效评价可以为计划、分析、监督、奖励、组织学习、管理、决策制定等提供支持。学者 Fleisher CS 回顾梳理了平衡记分卡法、标杆管理法、成本 - 效益法等 16 种绩效评价方法，提出可以从数量、质量、成本、时间 4 个方面管理和控制绩效因素。关于绩效评价的研究，不同学者基于不同领域提出的评价维度有所差异，如学者 Polisena J 等采用数据包络分析法建立了家庭和社区护理绩效评价工具，为家庭和社区护理的资金和资源分配决策提供参考。学者 Eboreime EA 等采用"诊断 - 干预 - 验证 - 调整"（Diagnose-Intervene-Verify-Adjust，DIVA）4 步改进绩效评价模型对尼日利亚北部卡杜纳州卫生系统绩效进行评价，结果表明，使用 DIVA 模型可以改善卫生系统绩效。学者 Voyce J 等应用 SPO 理论模型构建了护理服务绩效评价体系，借以提升老年人的自主能动性和满意度。

二、国内研究现状

（一）关于居家社区养老的研究

2008 年，原全国老龄工作委员会办公室等 10 部委联合印发的《关于全面推进居家养老服务工作的意见》（〔2008〕4 号）正式以文件的方式定义了社区居家养老服务，并将之与传统家庭养老模式相区别。2016 年，国家开始实施居家和社区养老服务改革试点，我国居家社区养老进入快速发展阶段。学界围绕居家社区养老的研究主要集中在内涵、服务需求、服务模式、服务优势、存在问题、对策建议、服务质量评价 7 个方面。

1. 关于居家社区养老内涵的研究

居家社区养老创新和发展了我国传统家庭养老模式，强调社区养老和居家养老的结合，具体是指老年人居住在自己家中，由社区和社会化机构提供相关服务的一种养老模式，服务具体包括生活照料、医疗保健、精神慰藉、文化娱乐等。居家社区养老的核心是完善的社会化养老服务供给体系，这种模式充分利用了社区的资源优势，通过社区正规服务、社区网络支持及志愿者服务等为老年人提供所需的帮助，老年人可以不用离开熟悉的社区环境就享受到养老服务，是我国养老方式的基础和补充。居家社区养老的有效实施，需要政府、社区、家庭、个人等多元主体的协同参与。

2. 关于居家社区养老服务需求的研究

已有研究通过对唐山市、恩施市、上海市、成都市、开封市、呼和浩特市等地区老年人的实地调查分析发现，居家社区养老者大多数有医疗服务需求，而经济条件是影响生活照料、医疗保健、精神慰藉需求的共同显著因素，家政服务、陪同看病、娱乐健身是老年人的共同需求。为更好地开展居家社区养老服务，陆杰华等基于需求侧视角，对北京、上海、南京的 602 名老年人进行问卷调查，结果显示居家社区养老满意度为 49.5%，这表明居家社区养老服务水平仍有较大的提升空间。

3. 关于居家社区养老服务模式的研究

已有研究主要有以下 4 种观点：①依据养老服务发展形态，将其分为传统家庭养老模式、居家社区养老模式、机构养老模式，也可扩展为 4 种模式，即个人养老模式、家庭养老模式、居家养老模式、社会养老模式。②依据生活照料方式，分为社区钟点托老模式、合居养老模式、遗赠养老模式。③依据所在地区，分为上海模式、武汉模式、昆明模式等。④依据依从性大小，分为日托制模式、全托制模式、互助合作模式、志愿者服务模式、信息中心服务模式。另外，学界积极推动居家社区养老服务模式的创新，构建了智慧居家社区养老服务模式、居家社区养老医疗服务模式、人工智能赋能下的居家社区养老服务模式等。

4. 关于居家社区养老服务优势的研究

居家社区养老能够充分链接、挖掘和运用社区资源开展养老服务，且兼具居家养老、社区养老和机构养老的优势，在不打破老人原有的社会关系网络的基础上有效减轻家庭照料负担，能够节约服务成本、高效利用空置资源、满足老年人个性化服务需求，是最受我国老年人欢迎的养老模式，也是养老服务供给侧改革的方向。

5. 关于居家社区养老服务存在问题的研究

近年来，居家社区养老服务发展迅速，但在其发展过程中仍然存在诸多问题，如政府对自身的职能定位不够明确，政府主导力度不够、投入不足、资源分散、优惠政策缺乏可持续性、有效供给不足等，以及存在"叫好不叫座"现象。居家社区方面的医养结合发展薄弱，基层医疗资源与养老资源没有深入结合，缺少专业护理人才。

6. 关于完善居家社区养老服务的对策建议

在开展居家养老服务过程中，要明确政府的职责边界，厘清政府、社会、家庭、个人等职责，进一步完善居家社区养老投资体制和资金支持制度，使非营利组织、社会养老机构、社会组织等加入居家社区养老服务中承担更多的社会养老职能，积极发挥市场在资源配置中的重要作用，同时加强服务人员培训并扩大服务队伍。

7. 关于居家社区养老服务质量评价的研究

已有研究对上海市、保定市、北京市、广州市、深圳市、西安市等地进行实地调查，采用服务质量模型、模糊综合评价法开展居家社区养老服务质量评价，研究发现影响服务质量的因素主要包括政策和信息化技术的支持度，领导管理水平和工作人员专业水平，老年人的养老金、服务补贴情况和老年人的自理能力。

（二）关于医养结合的研究

国内关于医养结合的研究始于 2005 年 11 月，随着人口老龄化的日益加剧，国家于 2013 年出台了一系列支持医养结合发展的政策，学界围绕医养结合内涵外延及发展趋势、服务需求及影响因素、服务模式及实现路径、服务供给及主体责任、面临困境及对策建议、服务质量评价 6 个方面展开了深入研究。

1. 关于医养结合内涵外延及发展趋势的研究

已有研究围绕"医""养"所包含的具体服务内容及关系差异形成 3 种观点：①以"医"代"养"，强调以医为主、养为补充。②以"养"代"医"，强调把医疗资源融入养老领域，应该做到以养为主、以医为辅，两者相辅相成。③"医""养"并重，强调养老院和医疗机构相结合。医养结合的发展目标是为了实现健康老龄化，应根据老年人的健康状况和健康养老服务需求，在"养"的基础上提供"医"的服务，医养结合中的"医"不同于我们所了解的"医疗"，它包括长期照护、健康管理及临终关怀服务等。从国内外发展经验、医养结合服务内容及老年人健康养老服务需求来看，应从广义的角度对医养结合的内涵外延加以界定。

2. 关于医养结合服务需求及影响因素的研究

已有研究分别针对重庆市、成都市、杭州市、泸州市、湛江市、太原市、厦门市、深圳市、北京市、青岛市等地进行问卷调查，并围绕老年人医养结合需求及影响因素展开研究。在医养结合服务需求中，超过53%的老年人倾向于居家养老，其次是社区养老，最后是机构养老。老年人对医疗护理、精神慰藉和健康管理服务的需求，主要受年龄、子女数、月收入、文化程度、居住地、退休前职业、户籍类型、自评健康状况、医疗保险类型等因素的影响，并且年龄越大、收入水平越高、文化程度越高、健康状况越差的老年人选择医养结合服务的意愿越强烈。总体来说，接受居家社区医养结合服务的老年人心理健康状况明显较好。

3. 关于医养结合服务模式及实现路径的研究

已有研究更强调从实践中探索医养结合服务模式与实现路径。从医养结合服务载体融合方式的角度对模式进行分类，可将其划分为医疗机构拓展养老服务、养老机构增设医疗服务、医疗机构与养老机构合作、医疗机构与社区家庭合作等模式，或内置型、联动型、辐射型模式，或两院一体（整合照料）模式、协议合作（联合运行）模式、居家巡诊（支撑辐射）模式；基于社会力量参与程度不同，也可以划分为公办公营、公建民营、民建民办和民建公营4种模式；以家庭医生责任制为基础，可将社区医养结合划分为家庭医生模式、家庭病床模式、社区照料模式。无论哪种医养结合服务模式，社区都是最好的开展点。

4. 关于医养结合服务供给及主体责任的研究

已有研究认为医养结合服务供给主要涉及政府、市场和社会组织，政府在医养结合服务供给中发挥着主导性和关键性作用，主要承担基本生活照料和基本医疗护理康复服务，利用公办医养结合机构或购买服务的方式提供相关服务；市场和社会组织主要承担精神慰藉、权益保障与社会参与类服务的供给。基于公共产品的角度来看，政府在医养结合中应扮演统筹主导者、保障者和监管者的角色，其职能要通过制定权力清单、责任清单和负面清单予以具体化。卫生健康、民政、人力资源社会保障等部门要形成有效协同机制，强化部门间政策衔接，共同推进医养结合发展。

5. 关于医养结合面临困境及对策建议的研究

已有研究对医养结合养老服务面临的困境从不同的方面和角度进行了分析，认为医养结合养老服务存在资金不足，服务对象局限，行业人才短缺，政策支持不足，部门职能交叉，责任边界模糊，资源配置失衡等困境。王浦劬等基于多重博弈视角，分析指出导致医养结合困境的深层次原因是医养结合服务中存在多种代理关系，隐含多重复杂博弈行为。与此相对应，已有研究提出要发挥政府主导作用，强化顶层设计，理顺体制机制，加大政策、资金和人才支持力度，建立长期护理保险制度，注重信息技术的支撑作用等对策建议。

6. 关于医养结合服务质量评价的研究

国内学者基于老年人对医养结合服务的期望值与实际感知值差距，运用服务质量模型建立可靠性、有形性、响应性、信任性、移情性指标；根据 SPO 模型建立 3 个一级、7 个二级和 36 个三级指标的医养结合服务质量评价体系。在医养结合服务质量评价方法选择上，既可采用层次分析法、主成分分析法对质量影响因素进行降维、集聚性分析，又可采用模糊综合评价法或层次分析法对社区、机构养老服务质量进行评价。

（三）关于中医药特色医养结合的研究

"保持和发扬中医药特色"最早在 1982 年衡阳会议上提出。综合多位专家研讨结果，初步界定了中医药特色优势的内涵，认为："中医药不仅具有医学性质和自然科学属性，而且具有文化和哲学性质及人文社会科学属性，体现人文与科学的统一，体现东方文化的底蕴和思维。"随着健康观念和医学模式的转变，中医药越来越显示出其独特价值。如今，中医药特色广泛融入健康教育、健康管理、疾病诊治、康复护理等领域并取得显著效果。2016 年 2 月，《中医药发展战略规划纲要（2016—2030 年）》（国发

〔2016〕15 号）中首次提出"中医药特色医养结合"的概念，学界虽然开展了相关研究，但说法不一，主要有"中医药医养结合""中医药健康养老""中医医养结合"等说法。已有研究认为，老年人对社区中医药医养结合的需求度高，中医药资源对促进医养结合的发展具有独特作用和关键作用，将中医药的理论、方法和技术融入医养结合，能够在医养结合中充分发挥中医药体质健康管理、中医药养生防病指导、中医药食疗调养、中医药特色技术理疗和运动养生保健的优势，有利于老年人改善健康状况、减少疾病发生、提高生命质量。已有研究基于实践经验，总结了中医药健康养老的陕西支撑模式、黑龙江新建模式、辽宁合作模式、浙江社会资本兴建模式，提出了中医药医养结合居家模式、社区模式的实现路径，建议国家发展居家社区中医药特色医养结合服务，并从制度、人才、技术等方面提供保障。

（四）关于绩效评价的研究

相比国外，国内关于绩效评价的研究开始较晚。1999 年 6 月，财政部等 4 部委联合印发《国有资本金效绩评价规则》和《国有资本金效绩评价操作细则》，标志着绩效评价制度在我国正式确立。随后，学界围绕绩效评价展开了深入研究，近年来逐渐应用于健康养老领域。如包国宪等通过分析政府购买居家养老服务绩效的基本内涵，以及养老服务过程，构建了绩效分析模型；章晓懿等依据"公平性 – 经济性 – 效率性 – 效果性"逻辑框架，采用专家咨询法，构建了居家社区养老服务绩效评价指标体系；吉鹏等依据美国顾客满意度模型，构建了政府购买居家养老服务绩效评价指标体系并进行了验证；张智勇等从养老服务供应链中采用创新视角，构建了绩效评价指标体系，运用模糊层次分析法进行评价，并通过收集广州市荔湾区部分养老机构的数据进行验证；赵公民等以吸收能力为中介变量，通过社会资本对民办养老机构绩效作用机制的研究发现，社会资本对吸收能力有正向影响，进而对民办养老机构绩效起到正向影响；张文光等从分析公立医院医养结合机构绩效评价中存在的问题入手，构建了公立医院医养结合机构的绩效评价指标体系，并建立了评价模型；肖晓华等运用专家咨询法和层次分析法等，构建了医养结合机构服务绩效评价指标体系；徐金燕以长沙为例，构建了包括外部环境、政府管理和社会组织承接能力，以及市场竞争程度的绩效评价指标体系，并使用结构方程模型进行验证；杨倩文等从政府部门、机构和老年人等多主体视角入手，基于投入－过程－产出－结果逻辑框架，构建了机构养老服务绩效评价指标体系，并以信阳市某区为例进行了验证。

三、研究述评

国内外学者多从社会学、公共卫生与预防医学、护理学、应用经济学等视角对"居家社区养老""医养结合""绩效评价"展开研究，并在以下3个方面达成了共识：①居家社区是医养结合服务的主要场所，应通过开展服务绩效的研究促进其规范化发展。②居家养老、社区养老和机构养老各有优势和不足，居家社区中医药特色医养结合融合了三者的优势，能够满足老年人多样化、多层次健康养老服务需求。③中医药特色医养结合是最符合中国国情的健康养老服务模式，代表了我国健康养老服务发展的主要趋势。这些成果为开展居家社区中医药特色医养结合服务绩效评价奠定了重要的理论基础，并提供了新的思路和方法。

由于居家社区养老、医养结合和绩效评价在我国尚处于探索阶段，虽然学界展开了较为广泛的研究，但仍存在需要进一步深入研究和拓展完善之处，主要表现在以下3个方面：①在概念界定上，已有研究主要围绕居家社区养老、医养结合的概念展开，涉及中医药的内容多为"中医医养结合""中医药医养结合""中医药健康养老"，缺少中医药特色医养结合及中医药特色医养结合服务绩效概念的界定。②在研究视角上，已有研究主要涉及社会学、公共卫生与预防医学、护理学、应用经济学等学科知识，综合运用中医学、临床医学、公共管理、信息技术等多学科交叉知识开展居家社区中医药特色医养结合服务绩效评价的研究尚未形成。③在研究内容上，已有研究主要集中在养老服务模式、养老服务和人口老龄化等主题，鲜见基于中医"治未病"理论、SPO 理论模型开展居家社区中医药特色医养结合服务绩效评价的专门研究。

本研究在已有研究的基础上，围绕"居家社区中医药特色医养结合服务绩效评价"进行系统、全面地阐述和论证，所做工作包括：①梳理已有文献，建立居家社区中医药特色医养结合服务绩效评价概念框架，提炼研究变量。②提取居家社区中医药特色医养结合服务绩效评价指标，基于 SPO 理论模型构建居家社区中医药特色医养结合服务绩效评价指标体系。③采用分群随机抽样法、简单随机抽样法、典型抽样法选择河南省 5 个地市、15 个区（县）的 30 家居家社区中医药特色医养结合机构为作为样本机构进行调查，同时，综合考虑开展情况、运行状况等因素，从调查的 30 家机构进一步聚焦于 5 个地市 9 个区（县）的 10 家机构展开研究，收集 10 家机构、232 名工作人员、500 名老年人的样本数据进行实证研究，分析影响因素，并针对性地提出优化策略。

第三节　研究内容

一、研究内容

根据研究拟解决的问题和研究目标，将本研究分为八章：

第一章：绪论。本部分主要对居家社区中医药特色医养结合服务绩效评价的研究背景和意义、国内外研究现状、研究内容、研究方法、质量控制等进行阐述。

第二章：相关概念和理论基础。本部分首先对研究涉及的"社区""老年人""居家社区养老""医养结合""中医药特色医养结合""居家社区中医药特色医养结合机构"等相关概念进行界定；然后对中医"治未病"理论、SPO 理论模型、利益相关者理论等进行梳理，为研究的顺利开展奠定理论基础。

第三章：居家社区中医药特色医养结合服务绩效评价概念框架。本部分在阐释居家社区中药特色医养结合服务内涵、特征的基础上，以中医"治未病"理论为指导，依据 SPO 理论模型建立居家社区中医药特色医养结合服务绩效评价概念框架，提炼研究变量。

第四章：居家社区中医药特色医养结合服务绩效评价指标体系。本部分以第三章构建的绩效评价概念框架为基础，运用德尔菲法进行 2 轮专家咨询，达成一致意见后形成绩效评价指标体系，应用层次分析法确定指标权重。

第五章：居家社区中医药特色医养结合服务绩效评价实证研究。本部分将第四章构建的绩效评价指标体系转化为针对居家社区中医药特色医养结合机构、工作人员和老年人的调查问卷，收集样本机构和样本人群的相关数据，采用 TOPSIS 法对服务绩效进行评价。

第六章：居家社区中医药特色医养结合服务绩效影响因素。本部分运用障碍度模型分析居家社区中医药特色医养结合服务绩效的影响因素，为提出提升策略提供依据。

第七章：居家社区中医药特色医养结合服务绩效提升策略。本部分采用逻辑分析法，基于第六章的影响因素，围绕宏观层面——政府，中观层面——机构，微观层面——家庭 3 个层面针对性提出居家社区中医药特色医养结合服务绩效提升策略。

第八章：研究结论与展望。基于前七章的研究，本部分得出研究结论，同时总结本研究的创新点和局限，对今后将要开展的研究进行展望。

二、技术路线图

本研究的技术路线见图 1-3。

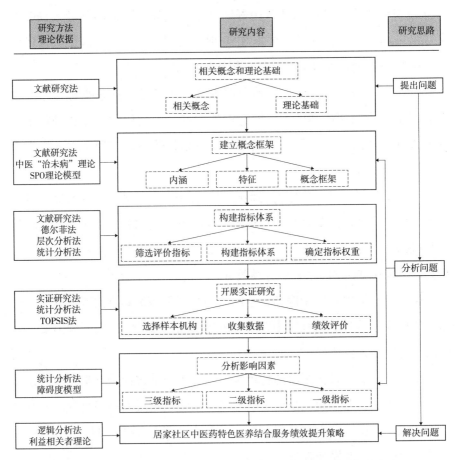

图 1-3　居家社区中医药特色医养结合服务绩效评价理论与实践技术路线图

第四节　研究方法

1. 文献研究法

（1）政策梳理

访问国务院政策文件库及民政部、人力资源和社会保障部、国家卫生健康委员会、国家中医药管理局等政府部门官方网站，共收集 61 项与居家社区中医药特色医养结合相关的政策文件。通过对政策文件的梳理分析，了解政策演进过程，把握政策导向，为开展居家社区中医药特色医养结合服务绩效评价研究奠定政策基础。

（2）文献分析

本研究系统收集、整理并分析国内外已有研究中关于"居家社区养老""机构养老""医养结合"等主题的文献，文献检索时间均为建库至 2022 年 12 月 31 日，国内期刊论文限定为中文社会科学引文索引（CSSCI）、北大核心和中国科学引文数据库（CSCD），学位论文限定为博士。共检索到国内期刊论文 5027 篇、学位论文 175 篇，国外期刊论文 301 篇。对文献逐一筛选后，对国内 102 篇期刊论文、35 篇学位论文和国外 26 篇期刊论文进行精读，总结并概括国内外已有研究前沿动态和发展脉络，把握相关主题文献研究的现状、最新进展和创新点。

（3）数据收集

浏览联合国、世界卫生组织、世界银行集团、经济合作组织（OECD）、国家统计局、国家卫生健康委员会、民政部、国家中医药管理局等官方网站，研读相关数据库和《中国统计年鉴》《中国卫生统计年鉴》《中国民政统计年鉴》等统计资料，收集并分析人口老龄化相关数据，诠释居家社区中医药特色医养结合服务绩效评价研究的必要性。

2. 实证研究法

本研究选取河南省为样本省份，采用分群随机抽样法确定郑州市、洛阳市、南阳市、新乡市、开封市 5 个地市为样本地市，在样本地市卫生健康管理部门、民政部门推荐及专家推荐、文献报道、实地调查的基础上，采用典型抽样法收集 10 家居家社区中医药特色医养结合机构、232 名工作人员、500 名老年人的样本数据，通过实证研究对评价指标体系的科学性、合理性进行验证，为促进居家社区中医药特色医养结合服务绩效评价提供实证支持。

3. 德尔菲法

本研究将通过小组讨论确定的候选指标集分别发送给中医学、管理学、经济学、统计学、社会学等领域的专家和民政部门、卫生健康管理部门、中医药管理部门等政府部门相关工作人员进行专家咨询，通过 2 轮征询意见并修改完善后，形成居家社区中医药特色医养结合服务绩效评价指标体系，为开展实证研究提供依据。

4. 层次分析法

本研究在德尔菲法收回的第二轮专家咨询结果的基础上，采用层次分析法分别确定 3 项一级指标、11 项二级指标和 29 项三级指标的权重。

5. TOPSIS 法

本研究利用 TOPSIS 法对 10 家居家社区中医药特色医养结合机构、232 名工作人员、500 名老年人的样本数据进行归一化处理后，分别计算各机构服务绩效与最优方案的相对接近程度，以此来评价 10 家机构服务绩效的优劣。相对接近程度的取值范围在 0 到 1 之间，取值越大，表示机构的服务绩效越接近最优水平；反之，取值越小，则表示机构的服务绩效越接近最劣水平。

6. 障碍度模型

通常在综合评价后，为了找到"主要障碍因子"，可使用"障碍度模型"进一步研究，以便进行障碍度情况对比（即影响程度），"障碍度"数值越大，即对总目标的影响程度越大。本研究采用障碍度模型分别计算服务绩效评价指标体系一级指标、二级指标、三级指标的障碍度及主要障碍因子，为提出居家社区中医药特色医养结合服务绩效提升策略提供实证依据。

7. 统计分析法

本研究使用 Epidata3.1 进行调查数据双盲录入，确保数据录入的准确性。运用 SPSS 26.0 对工作人员和老年人满意度数据进行统计分析，计数资料采用百分数表示。

8. 逻辑分析法

本研究在实证研究的基础上，结合居家社区中医药特色医养结合机构负责人、相关工作人员和老年人等的半结构式访谈资料，针对居家社区中医药特色医养结合服务绩效存在的问题和影响因素，采用逻辑分析法提出针对性提升策略。

第五节 质量控制

1. 文献研究阶段

在文献研究阶段，制定详细的文献检索方案，力求检索的文献全面、不遗漏。同时为确保文献质量，本研究将检索的文献类别限定为北大核心、CSSCI、CSCD 期刊论文和博士学位论文，确保文献质量；另外，对研究过程中涉及的相关理论、关键内容和指标，坚持查阅原著，以确保领悟文献内涵的原意。

2. 专家咨询阶段

本研究选取熟悉居家社区中医药特色医养结合，在本领域从事行政管理、科学研究和实践工作的专家 38 名，其中有 1 名专家长期从事绩效评价工具的研制，保证绩效评价指标的科学性、可靠性和可行性。函询过程中我们及时提醒专家注意时间，保证了研究进度。

3. 实证研究阶段

本研究依据调查目的和要求，将绩效评价指标体系中的 29 项指标转化为 3 份调查问卷，经研究小组讨论、征询有关专家意见、预调查等环节修改完善形成正式调查问卷。同时就问卷发放、回收、深度访谈时的注意事项对调查人员进行统一培训，确保使用统一的指导语，在问卷回收现场对初步审核发现的问题及时询问并纠正，对不能独立完成问卷调查人员由调查人员代为填写。问卷收回后，逐份检查验收，剔除不合格问卷并对合格问卷进行编码，双人核对数据录入 Epidata3.1，并进行多次逻辑检错和频数分布纠错。

4. 统计分析阶段

本研究在统计分析过程中，及时咨询统计学专家，保证数据统计、分析等方法的科学性。

5. 伦理原则

本研究经河南中医药大学第一附属医院伦理委员会审核通过后进行，

伦理批号：2022HL-453。

本章小结

本章基于日趋严峻的人口老龄化问题、非传染性慢性病的威胁等背景，深入阐述开展居家社区中医药特色医养结合服务绩效评价研究的必要性、理论意义和实践意义。通过收集、梳理、分析我国相关政策文件、国内外已有相关文献、全球及我国人口老龄化数据等，明确研究目标、研究思路、研究内容和研究方法，并结合具体研究内容提出了相应的质量控制方案。

第二章

相关概念和理论基础

开展居家社区中医药特色医养结合服务绩效评价研究，需要从理论上厘清与其相关的概念内涵和理论基础。通过查阅文献资料发现，与本研究相关的概念主要包括社区、老年人、居家社区养老、医养结合、中医药特色医养结合和居家社区中医药特色医养结合机构等，相关的理论主要涉及中医"治未病"理论、SPO 理论模型、利益相关者理论等，本章将围绕研究主题，对以上相关概念进行界定，并对相关理论进行梳理。

第一节　相关概念界定

一、社区

"社区"一词来源于拉丁语 communis，原意为共同的东西和亲密的伙伴关系，经历了由德文"Gemeinschaft"到英文"community"再到中文"社区"的转译过程。1871 年，英国学者梅因在其出版的著作《东西方村落社区》中首次提到了"社区"这个词语。1887 年，德国著名社会学家、哲学史家斐迪南·滕尼斯在其著作《共同体与社会》（*Gemeinschaft und Gesellschaft*）中对"社区"做出了概念化解释，即富有人情味、有着共同价值观念、关系密切的社会生活共同体。在斐迪南·滕尼斯的视野中，"Gemeinschaft"不仅包括地域共同体，还包括血缘和精神共同体。第一次世界大战后，社区研究在美国兴起。1840 年，美国学者查尔斯·鲁密斯完成了《共同体与社会》第 1 个英译版本，书名为《社会学的基础概念》（*Fundamental Concepts of Sociology*），1955 年再版时改名

为 *Community and Association*，1957 年再度重版时改名为 *Community and Society*。"Gemeinschaft" 翻译成英文 "community"，包括社会、地域生活共同体，与斐迪南·滕尼斯"社区"一词的原意已有很大区别。20 世纪 20～30 年代，以美国芝加哥大学罗伯特·帕克为代表的芝加哥学派创立了社区研究的人文区位学理论，社区的研究重点开始转向城市，并赋予社区"地域"的含义。1955 年，美国社会学家希勒里发现，各种社会文献中至少出现了 94 种社区定义，除了"人"这一共同基础外，其余定义内容未能达成一致意见。1974 年，WHO 将社区定义为："固定的地理区域范围内的社会团体，其成员有着共同的兴趣，彼此认识且互相来往，行使社会功能，创造社会规范，形成特有的价值体系和社会福利事业。"迄今，社区这一概念一直困扰着西方理论界，具有极大的多样性。

中国的社区理论经历了从单纯的学术概念到逐步参与进社区工作中，再到形成政府部门政策概念的过程。1933 年，以费孝通先生为首的燕京大学社会学系青年学生在翻译罗伯特·帕克的研究资料时，在国内第一次将"community"翻译为"社区"，并将其定义为："以地区为范围，人们在地缘基础上结成的互助合作的群体，用以区别在血缘基础上形成的互助合作的亲属群体。"社区逐渐成为我国社会学通用术语。我国社会学家郑杭生教授认为："社区是进行一定的社会活动，具有某种互动关系和共同文化维系力的人类群体及其活动区域。"并强调了社区的 5 大要素：①具有一定数量的居民；②具有限定的区域；③具有内在互动关系；④具有文化维系力；⑤具有一定认同感。1986 年，民政部首次把"社区"的概念引入我国城市基层管理服务，倡导开展社区服务，并于 1987 年在武汉召开全国城市社区服务工作座谈会，拉开了我国发展社区服务的序幕。1989 年 12 月 26 日第七届全国人民代表大会常务委员会第十一次会议通过的《中华人民共和国城市居民委员会组织法》第四条明确规定："居民委员会应当开展便民利民的社区服务活动。"标志着社区服务的概念正式引入法律条文。2000 年 11 月，中共中央办公厅、国务院办公厅转发的《民政部关于在全国推进城市社区建设的意见的通知》（中办发〔2000〕23 号）中将社区定义为"聚居在一定地域范围内的人们所组成的社会生活共同体",并明确了城市社区的范围"一般是指经过社区体制改革后作了规模调整的居民委员会的辖区"。中国社区成为一种由行政体系确定的基层单元,呈现出一种有地理边界的区划特性。

综上,本研究主要聚焦城市社区,在借鉴已有研究的基础上,从行政区划的地域性城市社区入手,将城市社区界定为经过社区体制改革后作了规模调整的居民委员会的辖区。这样更便于实证研究过程中样本的选择,也符合社区居民中大多数人对社区的定位与理解。

二、老年人

国内外关于老年人的界定有 ≥ 65 岁和 ≥ 60 岁两种标准。1956 年,法国国立人口所所长皮撒执笔的《人口老龄化及其社会经济后果》中将老年人界定为 ≥ 65 岁,其后联合国召开的两次(1982 年、2002 年)老龄问题世界大会中又采用了 ≥ 60 岁的标准。世界银行、世界卫生组织、经济合作与发展组织等的数据库和统计资料均把 ≥ 65 岁界定为老年人。在我国,不同的统计资料对老年人的定义也不同。如 2006 年以来国家统计局发布的国民经济和社会发展统计公报中,同时列出了 ≥ 60 岁和 ≥ 65 岁两个指标;而 2005 年及之前的统计公报中仅列出了 ≥ 65 岁 1 个指标;《中国统计年鉴》中"分地区人口年龄构成和抚养比",《中国卫生健康统计年鉴》中"各地区人口年龄结构",《中国人口和就业统计年鉴》中"人口年龄结构和抚养比"均采用了 ≥ 65 岁的标准;《中华人民共和国老年人权益保障法》(2018 年修正本)第一章第二条将老年人界定为"六十周岁以上的公民";在已有研究中,丁建定等将老年人界定为 60 岁及以上人口。

综上,本研究将老年人界定为 60 岁及以上公民。

三、居家社区养老

居家养老不同于传统的家庭养老,它将家庭养老和社会养老有机地结合起来,把社会化的养老服务延伸至家庭,是对传统家庭养老模式的补充与更新，是我国发展社区服务，建立养老服务体系的一项重要内容。相比家庭养老，居家养老具有更深层次的含义：一是老年人在自己熟悉的家庭环境中生活，这也是传统家庭养老的内涵；二是老年人在居家养老中享受专业服务部门的社会化服务，具有社会属性。1991 年，《联合国老年人原则》强调老年人应尽可能在家中居住，通过家庭和社区创造支持环境，使老人尽可能居家养老。这种理论已经被老龄化社会的先发国家广泛接受。穆光宗等认为，居家养老是建立在个人、家庭、社区和国家基础之上的。它是以居家养老为形式、以社区养老服务网络为基础、以国家制度政策法律管理为保证，家庭养老和社会养老相结合的养老体系。2000 年 2 月，国务院办公厅转发民政部等部门《关于加快实现社会福利社会化意见的通知》（国办发〔2000〕19 号）中提出在供养方式上要坚持以居家为基础的发展方向。2008 年 1 月，原全国老龄工作委员会办公室等 10 部门联合印发《关于全面推进居家养老服务工作的意见》（全国老龄办发〔2008〕4 号），首次就居家养老服务工作作出专门部署，并对居家养老服务的内涵进行了界定："居家养老服务是政府和社会力量依托社区，为居家的老年人提供生活照料、家政服务、康复护理和精神慰藉等方面服务的一种社会化养老服务形式。"通俗点说，居家养老就是指老年人居住在自己家中，却接受专业化、社会化养老服务的一种养老方式。居家养老有利于弥补传统家庭养老的不足，具体体现为不脱离家庭环境又能够得到社会化养老服务支持，能够满足 90% 左右老年人的需要。受到西方国家社区照顾理念的影响，国内学者越来越频繁地使用"居家照顾""居家照顾服务""居家养老服务"等词汇来表达由社区为居住在家里的老人提供支持性援助的养老服务方式。

　　国内学者对社区养老提出很多种不同的定义，这些定义有一个共同点，都把社区养老作为一种单独的养老方式。社区养老既不是家庭养老，也不是机构养老，而是把社会机构中的养老服务引入社区，并在社区中开展的居家养老模式。因此，社区养老兼具家庭养老和机构养老的优点，是以家庭为核心，以社区为依托，由专业化队伍开展服务的养老方式。另外，从服务场所来看，社区养老包括两种场所，一是老人的家；二是社区养老机构。有的老人选择白天在社区养老机构接受服务，晚上回到自己家中居住。而有的老人选择全天留在社区养老机构接受服务。不同老人由于自身条件和家庭条件的差异，可能会选择不同的社区养老方式，或半托，或全托。因此，社区养老的服务场所是可以根据服务对象的需求而变动的。

从社区养老的概念界定中可以发现其有多种服务来源。①服务来源属于家庭成员。因为社区养老是以家庭为核心的，离家不离院，与家人生活在同一个社区中。老人的日常照料需求可以通过社区养老中心等机构获得满足，情感慰藉需求等可以从家人那里获得及时的满足。②服务来源属于社区养老中心。因为社区养老是以社区为依托的养老模式，社区养老中心就是社区为老人提供各项服务的场所。③服务来源属于专门的服务队伍。专门的服务队伍是为社区养老中心的老人提供各类服务的主体，包括专业水平高的技能人员，也包括专业水平不高的志愿服务人员。志愿服务人员虽然专业水平不高，但其受派于正式的社会组织，这些社会组织的服务宗旨往往是服务于某一类人群。

综上，本研究将居家社区养老概括为：以家庭为核心，以社区为依托，依靠专业化的服务，为经济和生活自理困难的居家老年人提供以生活照料等为主要内容的社会化服务。居家养老和社区养老关系紧密，在社会养老服务体系中很难割裂开来讨论，两者往往合在一起称"居家社区养老"，或"社区居家养老"。

四、医养结合

国内关于医养结合的概念最早由郭东等人于 2005 年提出："通过医疗机构和养老机构之间的多方式结合，使其资源共享、优势互补。"并强调："以医疗机构承办养老尤为适宜。"2013 年 9 月，《国务院关于加快发展养老服务业的若干意见》（国发〔2013〕35 号）中首次提出"积极推进医疗卫生与养老服务相结合"，并将其纳入养老服务业发展的六大任务。自此，医养结合研究进入快速发展阶段。王素英等在深入调研的基础上，认为医养结合是以基本养老服务为基础，在做好老年人生活照料、精神慰藉等服务的基础上，着重提高疾病诊治护理、健康检查、大病康复、临终关怀等医疗服务质量的一种服务方式。李杰在开展青岛医养结合养老模式研究中认为，医养结合强调老年人照顾中的医疗护理和生活照料两个方面，包括医疗保健服务和生活服务。邓大松等认为，医养结合是指从老年人多元化需求出发，通过将养老和医疗资源有机整合、服务功能有效衔接，在基本生活照料基础上，为老年人提供检查诊断、医疗护理、康复疗养、健康管理和保健教育、临终关怀等一系列专业化、持续性健康照护服务的养老供给方式。朱浩等通过对上海、青岛和杭州城市社区医养结合服务模式进行研究，将医养结合定义为"将医疗和养老服务资源有机结合，实现生活照料、医疗、康复、临终关怀等服务提供，其核心在于通过整合方式来动态满足老年人的养老和健康服务需求"。已有研究围绕"医""养"所包含的具体服务内容及关系差异形成了 3 种观点：①强调以医为主，以养为补充；②强调以养为主，以医为辅；③强调医养并重，有机整合，动态交互地发展。2019 年 12 月，国家卫生健康委员会办公厅、民政部办公厅、国家中医药管理局办公室联合印发《医养结合机构服务指南（试行）》（国卫办老龄发〔2019〕24 号），明确了"医"的内容包括预防保健、疾病诊治、医疗护理、医疗康复和安宁疗护等，"养"的内容包括生活照料、精神慰藉和综合服务等。

综上，本研究将医养结合概括为：医疗卫生服务和养老服务相结合，即面向居家社区及养老机构的老年人，在日常生活照料的基础上，为他们提供所需要的医疗卫生服务。在本研究中表述为"基本医养结合"。

五、中医药特色医养结合

2016 年 2 月，国务院印发的《中医药发展战略规划纲要（2016—2030 年）》（国发〔2016〕15 号）中首次提到中医药特色医养结合的概念，并明确提出要探索设立中医药特色医养结合机构。随后，国家相关政策文件多次强调建设一批中医药特色医养结合示范基地。已有研究中，鲜见关于中医药特色医养结合及其概念的专门研究。已有研究主要围绕中医药健康养老、中医药医养结合、中医医养结合等展开，然而关于概念的界定寥寥无几。王先菊在开展河南中医药健康养老应对人口老龄化研究时提出，中医药健康养老即中医医疗机构与养老机构合作开展医养结合服务，并延伸提供社区和居家中医药服务。2017年3月，国家中医药管理局印发《关于促进中医药健康养老服务发展的实施意见》（国中医药医政发〔2017〕2号），将中医药健康养老服务定义为："运用中医药（民族医药）理念、方法和技术，为老年人提供连续的保养身心、预防疾病、改善体质、诊疗疾病、增进健康的中医药健康管理服务和医疗服务，包括非医疗机构和医疗机构提供的相关服务，是医养结合的重要内容。"

综上，本研究将中医药特色医养结合概括为：以中医"治未病"理念和现代健康概念为指导，面向居家社区和养老机构的老年人，在基本医养结合的基础上，为他们提供持续的中医健康教育、中医药健康管理、中医诊疗和中医康复护理等中医药健康服务。

六、居家社区中医药特色医养结合机构

已有研究主要围绕养老机构、日间照料中心、社区居家养老服务机构、医养结合机构、社区居家医养结合服务机构等展开，尚未发现关于居家社区中医药特色医养结合机构概念的界定。2012年12月，国家质量监督检验检疫总局、国家标准化管理委员会联合发布的《养老机构基本规范》（GB/T 29353—2012）中指出，养老机构是指为老年人提供生活照料、膳食、康复、护理、医疗保健等综合性服务的各类组织。2016年10月，国家质量监督检验检疫总局、国家标准化管理委员会联合发布的《社区老年人日间照料中心服务基本要求》（GB/T 33168—2016）中指出，日间照料中心是指为社区内自理老年人、半自理老年人提供膳食供应、个人照料、保健康复、精神文化、休闲娱乐、教育咨询等日间服务的养老服务设施。2021年5月，湖南省市场监督管理局发布的《社区居家养老生活照料服务规范》中指出，社区居家养老服务机构是指依法登记注册的从事社区

居家养老服务活动的机构，包括各类养老机构、卫生服务机构、社团及社会公益组织等延伸服务机构。2019年12月，国家卫生健康委员会办公厅、民政部办公厅、国家中医药管理局办公室印发的《医养结合机构服务指南（试行）》（国卫办老龄发〔2019〕24号）中指出，医养结合机构是指兼具医疗卫生资质和养老服务能力的医疗机构或养老机构。2022年5月，江苏省市场监督管理局发布的《社区居家医养结合服务规范》（DB32/T 4268—2022）中指出，社区居家医养结合服务机构是指自身或通过合作方式具有医疗卫生服务资质和养老服务能力，依托社区向社区居家老年人同时提供医疗卫生服务和养老服务的机构。

综上，本研究将居家社区中医药特色医养结合机构概括为：自身或通过合作方式具有医疗卫生服务资质和养老服务能力，依托社区向居家社区老年人提供基本医养结合、中医健康教育、中医药健康管理、中医诊疗和中医康复护理等服务的机构。

第二节　理论基础

一、中医"治未病"理论

（一）中医"治未病"理论的提出

中医药学是中华民族的瑰宝，凝聚着深邃的哲学智慧，包含着中华民族几千年的健康养生理念，蕴含着丰富的实践经验，在理论层面强调"天人合一""阴阳五行"，提倡"三因制宜""辨证论治"，在实践层面强调养生"治未病"。"治未病"是中医学的重要特色之一，首见于《黄帝内经》，这里的"治"，并不单纯指医疗，还含有管理、整理、治理、研究等内容。后人将"治未病"总结为未病先防、既病防变、瘥后防复3个层面的内容；也有学者认为"治未病"包含未病先防、防微杜渐、既病防变；还有学者认为"治未病"包含未病先防、欲病救萌、既病防变、瘥后防复。

（二）中医"治未病"理论的发展及应用

春秋战国时期，扁鹊提出疾病要"早发现、早治疗"，在《难经·七十七难》中就"治未病"的既病防变方面做了论述。东汉著名医家张仲景注重"无病重防"，写下巨著《伤寒杂病论》，明确了"既病防变"的具体应用。东汉末年杰出医学家华佗创五禽戏，强调运动健身法，是"治未病"的重要内容之一。唐代著名医家孙思邈在《备急千金要方》中提出"上医医未病之病，中医医欲病之病，下医医已病之病"，将疾病分为未病、欲病、已病3个层次，特别重视"消未起之患，治未病之疾，医之于无事之前"。元代著名医学家朱丹溪对"治未病"有许多高明的认识，如在《丹溪心法·不治已病治未病》中说："与其救疗于有疾之后，不若摄养于无疾之先。盖疾成而后药者，徒劳而已。是故已病而后治，所以为医家之法；未病而先治，所以明摄生之理。"明代著名医家张景岳关于"治未病"的感受颇为深刻，他提出："祸始于微，危因于易，能预此者，谓之治未病，不能预此者，谓之治已病。"清代名医叶天士在《温病论》中指出："务在先安未受邪之地。"体现了在疾病过程中要主动采取措施，防变于先，控制病势发展的思想。中华人民共和国成立后，"预防为主"一直是我国卫生工作的基本方针。1996年，世界卫生组织（WHO）在《迎接21世纪的挑战》中指出，21世纪的医学将从"疾病医学"向"健康医学"发展，从群体治疗向个体治疗发展。说到底就是将医学的重心从"治已病"向"治未病"转移。2007年1月，国家相继出台了系列"治未病"相关政策文件，开展中医"治未病"试点，实施"治未病"健康工程，推动了中医"治未病"理论体系的发展。中国工程院院士、国医大师王琦在《中医治未病解读》中提出"养生－治未病的基础""体质－治未病的根本""亚健康－治未病的重点""特殊人群－治未病的关注对象"4要素，进一步梳理了"治未病"理论体系。

（三）本研究的观点

"治未病"是中医学的重要特色之一，居家社区中医药特色医养结合服务绩效评价的关键就是把中医"治未病"理念和养老与养生、预防与保健、诊疗与康复护理服务评价有机结合，并将中医药健康管理评价贯穿始终。

二、SPO 理论模型

（一）SPO 理论模型的提出

1966 年，美国学者 Donabedian A 在文章《Evaluating the Quality of Medical Care》中将医疗评估质量分为结构、过程、结果 3 个部分，随后又发表系列实证文章进一步阐述其应用。1969 年他正式提出 SPO 理论模型，即从结构、过程、结果 3 个方面对医疗质量进行评价。该理论模型重视对医疗服务全过程的评价，各个维度界定明确，结构清晰，是医疗质量评价的经典模型。结构是指各类基础资源的配置，过程主要关注体系运行质量和效率，结果是指基于医疗服务结果的评价和管理。结构是先决条件，过程描述了如何将结构付诸实践，结果是过程的结果，三者相辅相成，呈线性关系，良好的结构能够增加良好的过程的可能性，良好的过程也会对结果带来好的影响。

（二）SPO 理论模型的发展及应用

SPO 理论模型最早应用于医疗服务质量的评价，之后逐渐发展为医疗卫生领域的普适性评价工具，目前广泛运用于医疗保险、社会保障、养老服务等领域的评价。如 Handler A 等基于该理论模型从宏观环境、使命、结构能力、过程和结果 5 个方面构建了公共卫生系统绩效评价概念框架。Kunkel S 等认为，结构与过程和结果相关，过程与结果相关，创新性构建了结构 – 过程 – 结果的关系模型。不同学者分别结合各自的研究领域，依据 SPO 理论模型构建了评价指标体系。如王翠琴等构建了农民工医疗保险评估指标体系；潘正琼、杜晓菲等构建了医养结合机构服务质量评价指标体系；朱亮等在对北京市、天津市、河北省 20 个社区养老服务驿站（中心）和 15 个社区日间照料中心进行实地调研和访谈的基础上，依据 SPO 理论模型构建了医养结合社区居家养老中心供给服务质量评价指标体系。

（三）本研究的观点

居家社区中医药特色医养结合兼具医疗服务和养老服务的一般属性，应用 SPO 理论模型构建该领域服务绩效评价指标体系，具有较强的适用性和可行性。

三、利益相关者理论

（一）利益相关者理论的提出

利益相关者（Stakeholder）的概念最早出现于斯坦福研究中心（现称 SRI 公司）1963 年内部备忘录中的一篇管理论文中，它被定义为"没有它们的支持组织就不再存在的群体"，主要包括股东、雇员、顾客、供应商、债权人和社团。洛克希德公司规划部门的伊戈尔·安索夫和罗伯特·斯图尔特，以及后来 SRI 公司的马里翁·德舍尔最早对这一概念进行了研究，这些研究在 SRI 公司的规划过程中发挥了重要作用。1984 年，弗里曼最早将利益相关者理论引入到战略管理中，他在著作《战略管理：利益相关者方法》中提出："利益相关者即任何能够影响公司目标的实现，或者受公司目标实现影响的团体或个人。"并把利益相关者分为内部利益相关者和外部利益相关者。

（二）利益相关者理论的发展及应用

弗里曼丰富和完善了利益相关者的内涵，强调利益相关者的双边性，他的理论在后续研究中被广泛采纳，但关于谁（或什么）是公司的利益相关者和管理者，关注谁（什么）始终没有达成一致意见。Donaldson T 等提出利益相关者理论具有描述性、工具性和规范性，并澄清了它们之间的关键区别。Clarkson M 强调利益相关者和企业行为之间的联系，他认为利益相关者是指过去、现在、将来拥有或声称拥有公司及其活动的权利或利益的个人、组织，并把利益相关者群体分为主要利益相关者群体和次要利益相关者群体。Blair M 从利益相关者的权利入手，认为他们分担了企业经营风险或为企业生产经营付出了某种代价，企业因而需要承担相应责任。Mitchell RK 等对 1963 年至 1995 年不同学者提出的 27 个利益相关者定义进行了梳理总结，详细阐述了利益相关者理论的产生和发展过程，提出了利益相关者的两个核心问题：利益相关者的认定，即管理者应将谁视为利益相关者；利益相关者的属性，即管理者依据什么将某些群体视为利益相关者。他还区分了利益相关者的关系属性，分别为权利性、合法性和紧迫性，并依据关系属性的数量把利益相关者划分为潜在利益相关者、预期利益相关者和确定利益相关者。利益相关者理论于 20 世纪 90 年代引入我国，国内学者展开了深入研究。杨瑞龙等认为，企业的生命力来自利益相关者之间的合作，这种合作形成了"契约网"。贾生华等认为，企业应采取科学的方法对利益相关者进行界定，进而对不同的利益相关者进行分类管理。魏炜等认为，利益相关者理论有利于指导企业如何去更新和升级资源。温素彬等按照资本形态不同，将利益相关者划分为货币资本利益相关者、人力资本利益相关者、生态资本利益相关者、社会资本利益相关者。张琦等基于利益相关者理论构建了企业绩效评价体系。经国内外学者的发展和研究，利益相关者理论已广泛应用于社会治理、教育管理、医疗卫生多个领域。目前，部分学者运用利益相关者理论开展了医养结合的研究。如严妮认为，应通过构建政府、养老服务机构、民营企业单位及老年人等利益相关者共同治理的结构，推动医养结合的发展。王长青等通过对政府相关部门、医疗卫生和养老机构等医养结合利益相关者进行访谈，提出医养结合资源多重整合的策略建议。郝涛等认为，医养结合有效供给的关键利益相关者主要涉及政府和社会资本投资主体，应妥善处理利益相关者的关系，促使各利益相关者发挥各自的优势，提升医养结合的供给水平和质量。然而，已有研究仅提及了医养结合中的利益相关者，如何满足不同利益相关者的要求以实现共赢这一问题有待深入研究。

（三）本研究的观点

居家社区中医药特色医养结合涉及政府、机构、工作人员、老年人等多个利益相关者。政府部门负责相关政策的制定和资金支持，注重社会效果的发挥；机构是提供中医药特色医养结合服务的主体，注重服务效率的同时兼顾扩大再生产的收益；工作人员直接参与到服务过程中，其工作水平直接影响中医药特色医养结合服务的水平和质量；老年人是服务的最直接受益者，应在服务价格一定的情况下，使他们得到更优质的中医药特色医养结合服务，提升他们的健康水平和生命质量。因此，绩效评价指标体系的构建需要兼顾各利益相关者，最终实现各利益相关者的共赢。

本章小结

本章围绕研究主题，基于收集的文献资料，对所涉及的相关概念和理论进行了界定、梳理。首先界定了社区、老年人、居家社区养老、中医药特色医养结合、居家社区中医药特色医养结合机构等概念、内涵，为后续研究提供了概念框架。其次对中医"治未病"理论、SPO理论模型、利益相关者理论进行了梳理，系统阐释了理论建立、理论发展及应用，以及理论与本研究的关系，为后续研究奠定了基础。

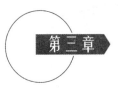

第三章　居家社区中医药特色医养结合服务绩效评价概念框架

本章将在界定内涵、阐述特征的基础上，结合前文的研究，依据 SPO 理论模型，建立居家社区中医药特色医养结合服务绩效评价概念框架，为构建绩效评价指标体系奠定理论基础。

第一节　居家社区中医药特色医养结合服务绩效的内涵

一、绩效的内涵

对绩效内涵的界定是研究绩效评价的逻辑起点，目前关于绩效的定义尚未形成统一的意见，从字面意义上讲，"绩"指业绩，"效"指效果。简单来说，绩效的一般含义是"一项特定目的、任务或职能所取得的成绩"。学界对绩效内涵的理解主要存在以下 3 种观点：

1. 绩效是胜任力

胜任力，即支撑条件。OECD 认为绩效是获取与使用资源的能力，是机构或政府在成本预算的基础上获取并高效率地利用资源以实现目标的熟练程度。目前，在资源的约束条件下，胜任力日益成为绩效考核的重要内容。

2. 绩效是行为或过程

Murphy KR 等认为，绩效是与目标有关的行为。Campbell JP 等认为，绩效是包括与组织目标有关的，且可以按照个体的能力（即贡献程度）进行测量（衡量）的行动或行为。他强调绩效是行为本身，而不是行为的结果。

3. 绩效是结果

以 Bernardin HJ 等为代表的"绩效就是结果"的观点认为，绩效是在特定时间内，由特定的工作职能或活动产生的产出纪录。孟华则认为绩效是一个机构或组织的相关活动或项目的产出和结果。

二、绩效评价的内涵

绩效评价是绩效管理过程中的主要环节和至关重要的组成部分，是指运用数理统计和运筹学方法，采用特定的指标体系，对照统一的标准，按照一定的程序，通过定量定性对比，对企业或组织一定经营时期内的经营效益和经营者的业绩做出客观、公正和准确地评价。作为一项提高政府工作效率和改善政府服务质量的重要工具，绩效评价在国外政府管理中受到广泛关注。

评价模式和评价方法的选择是绩效评价的关键，前者包括评价主题、评价维度和评价指标。评价主题即评价的主体范畴，一般认为评价主题包括"3E"，即经济（economy）、效率（efficiency）和效益（effectiveness），后来又加入公平（equity）指标，形成"4E"理论。目前，质量也越来越受到重视，成为评价的主题之一。评价维度是指对评价对象和评价行为的类型进行划分，它并不是一成不变的。美国政府绩效评价时，采用投入、能量、产出、结果、效率和成本效益、生产力 6 个维度，而用平衡计分卡法构建指标体系时，则采用财务、顾客、内部流程、学习与创新 4 个维度。评价指标是评价内容的载体，在绩效评价的过程中，指标的选择和确立是最为关键也是最为困难的工作。绩效评价的方法分为定性和定量两种，前者主要以访谈的形式进行，而后者则包括诸多数理统计方法，常用的有模糊综合评价法、层次分析法、主成分分析法、神经网络模型法、综合指数法、TOPSIS 法等，以上各种方法并没有优劣之分，只是适用范围不同而已。

三、居家社区中医药特色医养结合服务绩效评价的内涵

由于居家社区中医药特色医养结合服务的特殊性，加之我国居家社区中医药特色医养结合尚处于初期发展阶段，给其服务绩效评价带来了诸多困难。威廉·N·邓恩认为，评估的主要特征是促成了本身具有评价性的主张，这里的主要问题不是某个事实或某种行为，而是某种价值观念。绩效评价是确定居家社区中医药特色医养结合服务质量和价值的过程，参考威廉·N·邓恩的观点，本研究将居家社区中医药特色医养结合服务绩效评价的内涵概括为以下4点：

1. 价值中心

评价关注对政策和项目有用或有价值的判断。居家社区中医药特色医养结合服务绩效评价主要是为了确定其价值或社会效益，而不是简单地收集预期和非预期结果方面的信息。

2. 价值 – 事实相互依赖

评价对事实的依赖与对价值的依赖同样多。居家社区中医药特色医养结合服务绩效评价的价值判断，必须以事实为基础，注重价值与事实之间的互动。

3. 当前和过去的倾向

评价倾向于当前和过去的结果，而不是未来的结果。居家社区中医药特色医养结合服务绩效评价不同于政策建议，其重点不仅在于对未来的建议，更在于对过去和现在现实情况的分析。绩效评价要分析居家社区中医药特色医养结合当前的发展状况，同时需要收集过去发展的检验成果，才能进行比较完整的评价。

4. 价值的双重性

评价所处理的价值具有双重性，既是目的也是手段，目的是内在的，而手段是外在的。居家社区中医药特色医养结合的内在价值是不断提高老年人的生活质量和健康状况，而老年人的生活质量和健康状况又反映出国家"老有所养、老有所依、老有所乐、老有所为"这一外在价值。

第二节　居家社区中医药特色医养结合服务绩效的特征

居家社区中医药特色医养结合除具有服务产品的无形性、及时性、异质性等一般特征外，还具有其自身的特征。

1.居家社区中医药特色医养结合服务主体

居家社区中医药特色医养结合服务主体主要有3个：①政府，政府是政策的制定者和推动者，一定程度上代表着居家社区中医药特色医养结合发展的方向，是服务的宏观主体；②居家社区中医药特色医养结合机构，机构是提供服务的场所，与合作伙伴共同构成服务的微观主体；③居家社区中医药特色医养结合的工作人员，工作人员是服务的直接提供者，其能力、水平和态度直接决定了服务质量的高低，也属于微观主体。

2.居家社区中医药特色医养结合服务客体

居家社区中医药特色医养结合服务客体是居家社区的老年人，既包括高龄、残疾、失能半失能、失智的老年人，也包括患慢性病、处于疾病康复期或终末期、出院后仍需医疗或康复护理服务的老年人，还包括健康的老年人。

3.居家社区中医药特色医养结合服务内容

服务内容主要包括基本医养结合、中医健康教育、中医药健康管理、中医诊疗和中医康复护理等。基本医养结合服务，包括生活照料、助餐、助浴、助洁、助行、助医、相谈、代办、文化娱乐等养老服务，同时包括医疗卫生、护理、康复、精神关爱服务等。中医健康教育，包括提供中医健康教育资料、举办中医健康教育讲座、设置中医健康教育宣传栏和开设中医健康教育自媒体等。中医药健康管理，包括中医健康档案建档、中医健康档案动态管理和中医养生保健指导等。中医诊疗，包括中医诊疗、开具中药处方等。中医康复护理，包括制定中医康复护理计划、开展中医非药物疗法康复护理服务等。

4. 居家社区中医药特色医养结合服务方式

服务方式，即医疗卫生机构、养老机构自身或通过合作具有医疗卫生服务资质和养老服务能力，依托社区面向居家社区老年人提供中医药特色医养结合服务。由于居家社区中医药特色医养结合机构的设立地点在社区，具体服务方式有以下4种：①在机构内为入住老年人提供中医药特色医养结合服务；②在机构内面向居家社区老年人提供中医药特色医养结合服务；③上门为居家老年人提供中医药特色医养结合服务；④借助数字化平台提供中医药特色医养结合服务。

居家社区中医药特色医养结合的以上特征，决定了其服务绩效评价的复杂性，具体包括3个方面：①居家社区中医药特色医养结合以提升社会效益为目标，强调非盈利性，不能简单地套用商品的计量方式，给居家社区中医药特色医养结合服务绩效评价增加了难度。②居家社区中医药特色医养结合服务主体、服务客体的多元化，以及服务内容、服务方式的多样化，给居家社区中医药特色医养结合服务绩效评价标准增加了不确定性。③居家社区中医药特色医养结合的服务对象是老年人，由于不同老年人的健康状况、服务需求、服务利用与服务满意度不同，也对居家社区中医药特色医养结合服务绩效评价产生重要影响。

第三节　居家社区中医药特色医养结合服务绩效评价概念框架的建立

一、居家社区中医药特色医养结合服务绩效评价框架的选择

（一）常用绩效评价框架

目前，国内外常用的绩效评价框架主要有 WHO 卫生系统绩效评价框架、SPO 绩效评价框架、"结果链"绩效评价框架、初级卫生保健绩效评价框架和公共卫生系统绩效评价框架。

1. WHO 卫生系统绩效评价框架

《2000 年世界卫生报告》首次提出了分析不同国家卫生系统绩效的新框架，即 WHO 卫生系统绩效评价框架。该框架解释了绩效评价的目的，是一种对卫生系统的关键产出结果和效率进行监测和评价的过程，主要包括健康水平、健康人群分布、反应性水平、反应性分布及筹资分布这 5 个部分。在权重分布方面，健康水平和健康人群分布各占 25%，反应性水平和反应性分布各占 12.5%，筹资分布占 25%，将 5 个维度指标按照权重计算合并后，即可得出国家卫生系统的绩效。WHO 卫生系统绩效评价概念框架的构建为测量各国卫生系统绩效提供了基础，其提出的评价理念和思维方法对确定我国卫生服务改革策略具有一定的指导性。

2. SPO 绩效评价框架

1966 年，美国学者 Donabedian A 提出 SPO 绩效评价框架。目前，SPO 绩效评价框架已成为国内外卫生服务领域最常用的三维绩效评价模型。在居家社区中医药特色医养结合服务提供中，要提高服务质量，除了完善居家社区中医药特色医养结合服务的结构质量，落实组织结构和制度体系的建设，还应更多地关注服务提供过程中居家社区中医药特色医养结合机构的有效反应，关注他们如何通过有效的供给满足居家社区老年人的期望和需求，让老年人在接受服务的过程中感受到尊重，使他们收获良好的服务体验。

3. "结果链"绩效评价框架

2002 年，在美国国会的推动下，世界银行、国际经合组织、国际货币基金组织等联合启动了世界范围内的"发展结果导向管理"（Managing for development results），并在此基础上构建了包括投入、活动、产出、结果及长期结果 5 个环节的"结果链"逻辑框架。投入是指用于支撑活动所需的资源，涉及资金、人力、设施、政策等方面；活动是指为了实现目标所开展的综合工作，是将投入转化为产出的环节；产出是项目提供方的变化，这种变化是可预期的，能被供方所控制；结果是指给受益者或干预对象带来的变化，不能为项目供方所控制。该框架从供、需方的角度区别了

"产出"与"结果"这两个概念，并进一步衍生出评价对象在项目影响下的长期结果这一概念。长期结果是指多驱动下的结果变化情况，是期望发展的方向。在评价过程中不仅要考虑项目实施后实施方可以控制的结果，还要评估结果的长期变化情况。

4. 初级卫生保健绩效评价框架

2004 年，Sibthorpe B 等提出了初级卫生保健绩效评价框架，该框架结合初级卫生保健过程的特点，以 SPO 绩效评价框架为基础，强调从服务消费者的角度进行评估，分别从工作管理、组织结构和过程、服务过程及中间结果 4 个评价维度构建绩效评价框架。其中工作管理主要是衡量政府为初级卫生保健项目实施所行使的职能和角色，包括相关政策（有明确的目标）制定、筹资安排、人力发展、合同签订、信息系统基础设施建设等。组织结构和过程是衡量服务正常提供的程度，包括设施设备、人力资源管理、支付方式、需求评估、信息系统、机构间联动和薪酬评估等。服务过程包括健康促进、疾病预防、医疗服务、宣传、社区发展等。中间结果指卫生服务的提供对服务需求者的影响，包括风险行为指标、临床状态、客户满意度、健康相关的日常活动等。初级卫生保健绩效评价框架中还涉及公平和效率问题，该框架以消费者为导向评估初级卫生保健系统目标的实现情况。效率评价对组织结构和过程，以及服务过程的成本与中间结果间的关系进行衡量，公平评价对每个人获得的服务是否相同进行衡量。

5. 公共卫生系统绩效评价框架

20 世纪 90 年代，美国学者 Handler A 等提出了公共卫生系统绩效评价的概念性框架，他认为绩效的好坏在于是否完成公共卫生目标（人群健康状况），而目标的实现又受制于合适的投入（包括信息、机构、物质、人力、财力等），合适的投入又影响系统的运作，系统运作又进一步影响产出（公共卫生服务、相应的政策和相关干预），从而影响公共卫生活动结果。同时，公共卫生系统也受到大环境和微环境的影响。该框架将整个公共卫生系统分为全国、地区及社区（乡镇）内部 3 个层次，并明确了每个层次的使命和责任。全国一级的目的是基于宏观角度制定政策重点，地区一级的任务是对地区内的机构进行宏观监测、评估，社区（乡镇）内部的目标在于管理和激励、培训卫生人员并进行设施建设。

（二）常用绩效评价框架总结与借鉴

对国内外常用的卫生领域绩效评价框架进行总结比较，可为建立居家社区中医药特色医养结合服务绩效评价概念框架提供参考借鉴，见表 3-1。

二、居家社区中医药特色医养结合服务绩效评价概念框架

居家社区中医药特色医养结合服务绩效评价概念框架主要以服务项目为载体，以服务项目的内在运行机理和逻辑关系为基础建立。本研究在中医"治未病"理论指导下，依据 SPO 绩效评价框架，建立居家社区中医药特色医养结合服务绩效评价概念框架，具体见图 3-1。

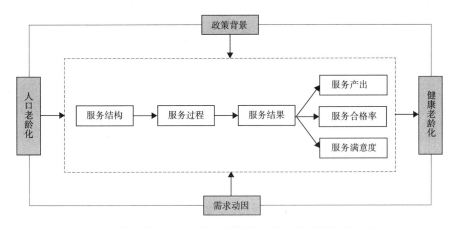

图 3-1 居家社区中医药特色医养结合服务绩效评价概念框架

居家社区中医药特色医养结合服务绩效评价概念框架，是将居家社区中医药特色医养结合服务的定义转化为可操作性的理论模型，用于指导理论研究和具体实践，同时也为服务绩效抽象概念的测量提供理论基础。图 3-1 中，外层的人口老龄化、政策背景和需求动因是影响居家社区中医药特色医养结合发展的根本原因，对居家社区中医药特色医养结合的发展发

表 3-1 常用绩效评价框架比较与借鉴

评价框架	评价对象	评价目标	评价维度	应用目的	优点	缺点
WHO 卫生系统绩效评价框架	卫生系统	健康改善、反应性增强、卫生筹资公平性	健康水平、反应性分布、健康分布、卫生费用负担的人群分布	WHO 成员国的卫生系统绩效比较和排名	描述卫生系统基本组成部分和运行机制	无法确定干预和改革效果，无法揭示不同部分之间关系发挥的作用
SPO 绩效评价框架	地方卫生机构，以社区为基础的卫生组织、卫生系统	以结果（卫生服务质量）为导向	结构、过程、结果	评估预期目标的实现程度	反映结构、过程和结果之间的相互作用，灵活、实用性大	不适用于长期项目评价
"结果链"绩效评价框架	长期卫生项目	以结果（直接效益、总的发展目标）为导向	投入、活动、产出、结果及长期结果（影响）	监测和评估产出、结果影响的实现程度	各因素互为因果逻辑关系，适用于评价社会长期发展目标，区分"产出、结果"	反映长期结果数据难以获取
初级卫生保健绩效评价框架	省、市、区初级卫生保健系统	以目标消费者健康状况为导向	工作管理、组织结构和过程、服务过程、中间结果	评估目标的实现情况、效率及公平	注重效率、公平，衡量政府的职能和角色	无法体现利益相关方的变化
公共卫生系统绩效评价框架	整个公共卫生系统、具体机构项目绩效	人群健康状况	宏观环境、公共卫生系统目标、投入、过程、结果	完善公共卫生服务系统以实现人群健康改善	明确各层次组织的职责和使命，可考量其他系统动态因素的影响	灵活性不大

挥着基础性、导向性的作用，并最终促进人口老龄化向健康老龄化转型。健康老龄化是居家社区中医药特色医养结合发展的根本目标，通过提供服务，引导居家社区老年人树立积极老龄观，并不断提高他们的健康素养和健康水平，实现"促健康、防大病、管慢病"的目标，进而促进健康老龄化发展。内层为居家社区中医药特色医养结合服务绩效，主要包括服务结构、服务过程和服务结果3个部分，良好的服务结构能够增加良好服务过程的可能性，良好的服务过程也会对服务结果带来影响，并最终导致服务结果的好坏。

三、居家社区中医药特色医养结合服务绩效评价研究变量

（一）服务结构

服务结构是指服务的提供者所使用的工具、资源及他们工作的物质和组织环境相对稳定的特征，主要包括提供服务所需要的人力、物力和财力资源，即专业人员的数量、分布、资格及机构的数量、规模、装备和地区分布，除此之外，还包括为健康服务融资和提供健康服务的正式和非正式组织方式。服务结构被认为是保证绩效的重要指标，但它们最好被视为"必要条件而非充分条件"。已有研究对服务结构的构成要素进行了概括，如 Handler A 等将服务结构的构成要素概括为信息资源、组织资源、物质资源、人力资源和财政资源5个方面。杜进林等认为服务结构的构成要素包括政府支持、规章制度、医疗服务能力和需方4个方面。常育通过对医疗机构服务质量进行研究，认为医疗机构服务结构的构成要素包括硬件设施、药师人数、药师配置和组织管理4个方面。朱亮等通过对医养结合社区居家养老中心供给服务质量评价进行研究，将服务结构的构成要素概括为环境、制度、人力资源、基础设施4个方面。杜晓菲等通过开展医养院服务质量评价研究，将服务构成要素概括为环境、基础设施、制度、人力资源和服务标准体系5个方面。综上，本研究用政府支持、资源投入和组织管理来表明居家社区中医药特色医养结合服务绩效评价的服务结构

绩效。

（二）服务过程

服务过程是指所生产的服务。在许多情况下，服务过程评估的是正在做的事情，而不一定是正在做的事情的适当性。服务过程往往优先于服务结果，因为服务提供者能够更好地控制服务过程，并且可以通过提高服务过程的可操作性来改善服务结果，然而服务过程不能够取代服务结果。朱亮等将医养结合社区居家养老中心供给服务质量评价中服务过程的构成要素概括为日间生活照料服务、文化娱乐服务、呼叫服务、医疗护理服务、健康指导服务、心理慰藉服务和康复服务7个方面。杜晓菲等认为，医养院服务质量评价中的服务过程构成要素包括日常生活照护、健康管理及治疗性护理、康复训练、心理护理、诊疗服务、院内感染控制和安全等7个方面。综上，本研究用基本医养结合、中医健康教育、中医药健康管理、中医诊疗和中医康复护理来表明居家社区中医药特色医养结合服务绩效评价的服务过程绩效。

（三）服务结果

服务结果是指由于先前的健康服务导致服务对象目前和未来的健康状态的变化，除了通常强调的身体和生理方面的变化，也包括社会和心理功能的改善，更广泛地说，还包括服务对象的态度（包括满意度）、所获得的与健康有关的知识和与健康相关的行为的变化。服务结果被认为是比服务结构或服务过程更严格的环节，因为服务过程的适当与否会影响服务结果。已有研究对服务结果的构成要素进行了概括，如朱亮等将医养结合社区居家养老中心供给服务质量评价中服务结果的构成要素概括为满意度、投诉事件、服务合格率和意外发生率4个方面。杜晓菲等认为，医养院服务质量评价中的服务结果构成要素包括满意度和投诉两个方面。综上，本研究用服务产出、服务合格率和服务满意度来表明居家社区中医药特色医养结合服务绩效评价的服务结果绩效。

本章小结

　　本章基于前文的研究，阐释了居家社区中医药特色医养结合服务绩效的内涵和特征，并以中医"治未病"理论为指导，依据 SPO 绩效评价框架，构建了居家社区中医药特色医养结合服务绩效评价概念框架，提炼了服务绩效评价研究变量。服务结构研究变量包括政府支持、资源投入和组织管理。服务过程研究变量包括基本医养结合、中医健康教育、中医药健康管理、中医诊疗和中医康复护理。服务结果研究变量包括服务产出、服务合格率和服务满意度。

第四章 **居家社区中医药特色医养结合**
服务绩效评价指标体系

为客观、科学地评价居家社区中医药特色医养结合发展情况，需要构建系统性、科学性、层次性、可操作性、定性和定量相结合的评价指标体系对服务绩效进行评价。本章旨在根据已有相关研究，以第三章建立的居家社区中医药特色医养结合服务绩效评价概念框架为依据，采用德尔菲法、层次分析法、统计分析法等，探讨构建居家社区中医药特色医养结合服务绩效评价指标体系。

第一节　绩效评价指标体系构建的原则和依据

一、绩效评价指标体系构建的原则

居家社区中医药特色医养结合服务绩效评价指标的选取，应在遵循国内外常用的 SMART 原则（具体、可测量、可达到、相关、有时间期限）的基础上，结合本研究的具体情况，同时遵循以下原则：

（一）系统性原则

居家社区中医药特色医养结合服务绩效评价指标体系是一个复杂而又具有内在逻辑关系的有机整体，指标之间既相互独立又彼此联系。本研究在构建服务绩效评价指标体系的过程中，从评价整体性出发，对不同层面、不同维度的评价内容进行统筹考虑与分析，构建形成既能反映局部特征，又能体现总体目标的绩效评价指标体系。

（二）科学性原则

科学性原则是确保评价指标体系准确合理的基础。本研究在构建居家社区中医药特色医养结合服务绩效评价指标体系的过程中，围绕积极应对人口老龄化国家战略需求，坚持目标导向和问题导向，以已有相关研究成果和国家医养结合相关政策文件为基础，并结合具体实践和专家访谈，筛选具有科学的理论依据、能够反映本质特点、可以描述客观情况的指标构建绩效评价指标体系，切实保证绩效评价指标体系内容和结构的科学性。

（三）层次性原则

层次性原则是确保评价指标体系准确合理的前提。本研究在构建居家社区中医药特色医养结合服务绩效评价指标体系的过程中，坚持评价目标与评价指标相结合，做到同级指标相互独立且彼此不包含、相互联系且彼此不重叠，既能体现单一指标的局部绩效，又能综合反映整体绩效；上级指标包含次级指标，次级指标解释上级指标，彼此间既有内在逻辑性，又有各自评价重点。通过脉络清晰的绩效评价指标体系得到的评价结果，可以更加清晰准确地判断居家社区中医药特色医养结合服务存在的问题和不足，进而提出更具针对性的服务绩效提升策略。

（四）可操作性原则

可操作性原则是确保评价指标体系准确合理的根本。本研究在构建居家社区中医药特色医养结合服务绩效评价指标体系的过程中，瞄准研究目标，围绕服务绩效，着重筛选代表性强、普遍适用、易于测量且具有中医药特色的指标，数量适中、概念确切、实用性强且不易缺失。选取的指标能够体现居家社区中医药特色医养结合服务的重点和发展方向，具有较强的可操作性。

（五）定性和定量相结合原则

定性和定量相结合原则是确保评价指标体系准确合理的关键。本研究在构建服务绩效评价指标体系时，考虑到居家社区中医药特色医养结合服务绩效评价包含了老年人满意度、工作人员满意度等定性因素，难以全面量化，仅仅依靠定量指标会导致评价结果过于片面而不能全面地反映服务绩效，因此构建科学合理的服务绩效评价指标体系应遵循定性与定量相结合的原则。

二、绩效评价指标体系构建的依据

居家社区中医药特色医养结合服务绩效评价指标的选取及指标体系的构建主要依据以下 4 个方面：①国内外已有相关研究；②国家和地方相关政策文件；③居家社区中医药特色医养结合机构的实地调研；④专家咨询。

（一）国内外已有相关研究

国内外已有相关研究，汇集了不同领域学者从不同视角出发总结出的最新理论和实践成果，能够体现该领域在各个地区、不同时期的政策导向、前沿动态和发展脉络，是构建本研究评价指标体系的基础环节。从国内外研究现状发现，SPO 理论模型在各国养老服务评价指标体系的构建中有较广泛的应用，然而尚未发现以此理论模型构建居家社区中医药特色医养结合服务绩效评价指标体系的研究。因此，本研究基于 SPO 理论模型建立居家社区中医药特色医养结合服务绩效评价概念框架，并围绕该概念框架，梳理国内外已有相关研究，筛选出相关评价指标，初步形成居家社区中医药特色医养结合服务绩效评价指标池。

（二）国家和地方相关政策文件

国家和地方相关政策文件是构建服务绩效评价指标体系的主要依据，只有通过认真研读我国和地方现行的相关政策文件，并与国内外已有相关研究相结合，才能构建出契合积极应对人口老龄化国家战略需求，符合居家社区中医药特色医养结合服务发展实际，迎合居家社区老年人多样化、多层次健康养老服务需求的评价指标体系。为确保各指标概念确切、来源可靠、可操作性强，本研究在梳理国内外已有相关研究基础上，认真研读《关于加强基层医疗卫生机构绩效考核的指导意见（试行）》（国卫办基层发〔2020〕9号）、《国家中医药管理局办公室关于印发二级公立中医医院绩效考核指标的通知》（国中医药办医政函〔2020〕144号）、《国家中医药管理局关于印发三级公立中医医院绩效考核指标的通知》（国中医药医政函〔2019〕56号）、《养老机构服务质量基本规范》（GB/T 35796—2017）、《关于印发医养结合机构服务指南（试行）的通知》（国卫办老龄发〔2019〕24号）、《养老机构生活照料服务规范》（MZ/T 171—2021）、《社区医养结合服务基本规范》（DB37/T 4087—2020）、《居家医养结合服务规范》（DB1401/T 14—2021）、《社区居家医养结合服务规范》（DB32/T 4268—2022）等国家和地方相关政策文件，补充、完善初步形成的绩效评价指标池。在此基础上，经过小组讨论逐一确定候选指标，并经长期从事评价工具研究与开发工作的专家论证达成一致意见，初步构建居家社区中医药特色医养结合服务绩效评价指标体系。

（三）居家社区中医药特色医养结合机构实地调研

居家社区中医药特色医养结合机构实地调研是确保构建的评价指标体系具有较强适用性和可操作性的关键步骤。本研究围绕研究目标，对部分样本机构负责人、工作人员和老年人就评价指标体系进行深入访谈，访谈内容主要包括机构的服务绩效、机构工作人员的满意度和2022年6月以来在该机构接受过服务或正在接受服务的老年人满意度。根据访谈内容，对初步构建的居家社区中医药特色医养结合服务绩效评价指标体系进行修改完善，并据此编制专家咨询问卷，进行专家咨询。

（四）专家咨询

专家咨询是构建绩效评价指标体系的必要阶段。为确保评价指标体系能客观、真实地反映居家社区中医药特色医养结合服务的优劣，本研究邀请该领域具有代表性的专家学者进行两轮专家咨询，并根据专家打分情况和意见建议对绩效评价指标进行完善，最终确定居家社区中医药特色医养结合服务绩效评价指标体系。

第二节　绩效评价指标体系的初步构建

1.绩效评价指标体系一级指标的确定

本研究基于第三章构建的居家社区中医药特色医养结合服务绩效评价概念框架，确定了包含服务结构、服务过程和服务结果 3 项一级指标的绩效评价指标体系。

2.绩效评价指标体系二级指标的确定

本研究在 3 项一级指标的基础上，综合国内外医疗卫生服务评价、医养结合服务评价、居家社区养老服务评价等已有的文献资料，依据第三章第三节的研究变量，确定了 11 项二级指标，见表4-1。

表4-1　居家社区中医药特色医养结合服务绩效评价二级指标

一级指标	二级指标
服务结构	政府支持、资源投入、组织管理
服务过程	基本医养结合、中医健康教育、中医药健康管理、中医诊疗、中医康复护理
服务结果	服务产出、服务合格率、服务满意度

3.绩效评价指标体系三级指标的确定

为有效筛选、确定居家社区中医药特色医养结合服务绩效评价二级指标下的三级指标，本研究首先对纳入精读的 128 篇国内外期刊论文、35 篇学位论文和我国相关政策文件、标准、指南、规范等进行梳理，在全文阅读后，保留了 5 份政策文件、13 份标准、8 份指南、16 份规范、70 篇期刊论文、25 篇博士论文。通过指标筛选、归类、提取，并经研究小组讨论、实地调查和专家研讨等，依据第三章第三节建立的居家社区中医药特色医养结合服务绩效评价概念框架，初步构建了包括 3 项一级指标、11 项二级指标、29 项三级指标的居家社区中医药特色医养结合服务绩效评价指标体系，见表 4-2。

表 4-2 居家社区中医药特色医养结合服务绩效评价指标体系的初步构建

一级指标	二级指标	三级指标
A1. 服务结构	B1. 政府支持	C1. 政策支持
		C2. 资金支持
	B2. 组织管理	C3. 组织建设
		C4. 制度建设
	B3. 资源投入	C5. 人力资源投入
		C6. 财力资源投入
		C7. 物力资源投入
A2. 服务过程	B4. 基本医养结合	C8. 居家社区养老服务
		C9. 基本医疗卫生服务
	B5. 中医健康教育	C10. 提供中医健康教育资料情况
		C11. 举办中医健康教育讲座情况
		C12. 设置中医健康教育宣传栏个数
		C13. 开设中医健康教育微信公众平台情况
	B6. 中医药健康管理	C14. 中医健康档案建档率
		C15. 中医健康档案动态管理率
		C16. 中医养生保健指导服务人次
	B7. 中医诊疗	C17. 中医诊疗人次占比
		C18. 中药处方比例
		C19. 中医心理咨询（干预）服务人次占比
	B8. 中医康复护理	C20. 中医康复护理计划制定人次占比
		C21. 中医非药物疗法康复护理人次占比
A3. 服务结果	B9. 服务产出	C22. 服务项目提供数量
		C23. 服务的老年人数量
		C24. 老年人自评生活质量提升情况
	B10. 服务合格率	C25. 服务项目完成率
		C26. 服务时间准确率
		C27. 有效投诉结案率
	B11. 服务满意度	C28. 老年人满意度
		C29. 工作人员满意度

第三节　绩效评价指标体系的确立

一、专家咨询

（一）专家遴选的原则

专家的专业知识水平和对研究课题的感兴趣程度是专家遴选的关键条件，选择合格的、具有代表性的专家是应用德尔菲法开展研究的基础，决定了研究结论的权威性、科学性和有效性。基于此，本研究在进行专家遴选时遵循专业性、权威性、代表性的原则，即专家具有与居家社区中医药特色医养结合相关的管理学、中医学、临床医学、护理学、社会学、经济学等学历背景，从事与本研究相关的行政管理、科学研究或具体实践工作，对该领域比较熟悉且有深入研究。

（二）专家的纳入标准

按照专家遴选的原则，本研究将专家纳入标准界定为：从事医养结合相关领域的行政管理、科学研究或具体实践工作；本科及以上学历；副高级及以上职称或县处级及以上职务；对居家社区中医药特色医养结合有一定了解；自愿参加本研究且知情同意。

（三）专家人数的确定

已有研究并未就应用德尔菲法进行专家咨询的专家人数达成一致意见，部分学者认为专家人数太少容易导致评估的权威性降低，并且可能会出现结果偏倚。尽管有学者认为专家人数越多，咨询结果的可靠性就越强，但是过多的专家人数极易导致研究时间延长、轮回应答率下降。因此，德尔菲法专家人数一般以 15 ~ 50 人左右为宜。结合本研究的规模、可行性及专家的可及性，依据专家纳入标准，最终遴选 38 名专家。

（四）咨询问卷的构成

本研究共进行两轮专家咨询，第一轮专家咨询问卷包括 5 个部分：第 1 部分为研究背景，介绍选题背景、相关概念和评价说明。第 2 部分为评价指标，请专家对各项指标的重要性、确切性和可操作性进行打分。其中，重要性是指某项指标在绩效评价中的重要性大小，打分标准为 1 ～ 5 分，分值越高，重要性越强；确切性是指某项指标反映该领域所涵盖内容的贴切、准确程度，打分标准为 1 ～ 3 分，分值越高，确切性越强；可操作性是指某项指标在进行绩效评价时的可行程度，打分标准为 1 ～ 3 分，分值越高，可操作性越强。同时设置"指标修改意见""需要增加的指标""需要删除的指标"栏目，供专家对指标提出修改、增加或删除意见。第 3 部分为专家权威程度自评，请专家分别就理论分析、实践经验、国内外同行的了解和直觉判断对专家判断的影响程度进行评价，包括小、中、大 3 个选项。第 4 部分为专家熟悉程度自评，请专家对居家社区中医药特色医养结合服务的熟悉程度进行评价。第 5 部分为专家基本信息。第一轮专家咨询结束后，根据专家打分情况，对各指标进行分析，同时根据专家修改意见新增、修改或删除相应指标，形成第二轮专家咨询问卷。第二轮问卷不含研究背景介绍和专家基本信息两部分，增加了各指标的均值和满分率。两轮专家咨询过程中，根据咨询结果，纳入同时满足重要性"赋值均数＞ 3.5、变异系数＜ 0.3"且确切性、可操作性"赋值均数＞ 2、变异系数＜ 0.3"的指标，有 1 项不符合的指标经研究小组讨论后确定是否纳入，≥ 2 项不符合的指标直接删除。

（五）专家咨询的实施

本研究的专家咨询分两步实施，分别为预咨询和正式咨询。

1. 预咨询

为保证咨询内容的科学性和合理性，选取不同领域的 6 位专家进行预咨询，请专家就咨询问卷的结构、指标设置的科学性和各项指标的重要性、确切性、可操作性等方面提出意见或建议。根据专家的意见，修改、新增、删减、合并部分指标，形成正式的专家咨询问卷。

2. 正式咨询

在征得 38 位专家同意后，通过电子邮件或其他即时通讯工具，分别将正式专家咨询问卷发给每位专家，请专家就咨询问卷的结构、指标设置的科学性和各项指标的重要性、确切性、可操作性等方面提出意见或建议，共进行两轮咨询，每轮确定一周左右的回复时限，并及时进行提醒，38 位专家中有 36 位均在既定时间内将咨询问卷发回。

（六）专家咨询结果

1. 专家基本情况

本研究依据利益相关者理论，围绕研究内容涉及的不同主体和学科知识，遴选了包括民政部门、人社部门、卫生健康管理部门、中医药管理部门、高等院校/科研院所、医疗卫生机构、医养结合机构等单位从事健康养老管理、科学研究和具体实践的 36 位专家组成的咨询专家组，其中有 1 位专家长期从事评价工具的研究与开发工作。36 位专家分布于北京、天津、河北、吉林、上海、江苏、浙江、福建、江西、河南、广东、海南、重庆、贵州等 14 个省份，来自 24 个工作单位，涵盖管理学、中医学、临床医学、公共卫生与预防医学、社会学、经济学等 6 个专业领域。36 位专家中，66.67% 具有博士研究生学历，86.11% 具有副高级及以上职称，55.55% 具有县处级及以上职务，学历、职称、职务水平较高，具有较强的专业性、权威性和代表性，见表 4-3。

表 4-3　专家的基本情况（N=36）

项目	指标	频数	百分比（%）
性别	男	20	55.56
	女	16	44.44

续表

年龄	31～40岁	8	22.22
	41～50岁	16	44.44
	51～60岁	7	19.45
	60岁以上	5	13.89
工作单位类别	政府部门	5	13.89
	高校/科研院所	25	69.44
	医疗机构	5	13.89
	医养结合机构	1	2.78
学历	本科	4	11.11
	硕士研究生	8	22.22
	博士研究生	24	66.67
职称	无职称	5	13.89
	副高级职称	13	36.11
	正高级职称	18	50.00
职务	一般工作人员	9	25.00
	乡科级	7	19.45
	县处级	17	47.22
	厅局级	3	8.33
从事的专业领域	管理学	18	50.00
	中医学	4	11.11
	临床医学	2	5.56
	公共卫生与预防医学	5	13.89
	社会学	3	8.33
	经济学	4	11.11
研究生导师	否	10	27.78
	硕士研究生导师	17	47.22
	博士研究生导师	9	25.00
工作年限	1～10年	15	41.67
	11～20年	11	30.55
	21～30年	5	13.89
	30年以上	5	13.89

2. 专家的积极性

专家积极性通常通过问卷回收率来表示，问卷回收率＝收回的问卷数量/发放的问卷数量×100%。已有研究认为，60%的问卷回收率说明专家积极性较高，70%以上的问卷回收率说明专家积极性非常高。本研究两轮专家咨询问卷回收率均＞70%，说明专家的积极性非常高，反映了专家对本研究的关心和支持程度非常高，见表4-4。

表4-4　两轮咨询的专家积极程度

项目	问卷发放及回收情况			提出书面意见情况	
	发放数（份）	回收数（份）	回收率（%）	提出书面意见数（份）	提出书面意见率（%）
第一轮	38	36	94.74	15	41.67
第二轮	36	36	100.00	1	2.78

3. 专家的权威性

专家权威性通常用权威系数（Cr）来衡量，权威系数由专家对问题的判断依据（Ca）和专家对问题的熟悉程度（Cs）两个因素决定，取值范围在0～1之间，权威系数越高，说明指标的预测精度越高。一般认为，权威系数≥0.7为可接受值。本研究将专家对问题的判断依据划分为实践经验、理论分析、国内外同行的了解和直觉判断4个维度，影响程度为大、中、小并分别进行赋值；将专家对问题的熟悉程度划分为非常熟悉、熟悉、一般、不熟悉、非常不熟悉5个层次并进行赋值，见表4-5、表4-6。

表4-5　专家判断依据赋值

判断依据	对专家判断的影响程度		
	大	中	小
理论分析	0.3	0.2	0.1
实践经验	0.5	0.4	0.3
国内外同行的了解	0.1	0.1	0.1
直觉判断	0.1	0.1	0.1

表 4-6　专家对问题的熟悉程度赋值

熟悉程度	非常熟悉	比较熟悉	一般	不熟悉	非常不熟悉
赋值	1	0.8	0.6	0.4	0.2

本研究两轮专家对问题的判断依据（Ca）得分均为 0.9、熟悉程度（Cs）得分均为 0.82、权威系数（Cr）得分均为 0.86，见表 4-7。本研究两轮专家咨询的权威系数均 > 0.7，表明专家的权威性较高。

表 4-7　专家权威程度

项目	判断依据 Ca	熟悉程度 Cs	权威系数 Cr
第一轮	0.9	0.82	0.86
第二轮	0.9	0.82	0.86

注：权威系数 =（判断依据 + 熟悉程度）/2，即 $Cr = (Ca + Cs)/2$；专家群体的权威系数 = 各位专家权威系数之和除以专家人数。

4. 专家协调程度

专家协调程度通常用协调系数（W）和变异系数（CV）表示，协调系数取值范围在 0 ～ 1 之间，协调系数越接近 1，说明协调程度越好，专家意见越趋于一致，但只有协调程度差异有统计学意义（$P \leq 0.05$）时其结果才可信；变异系数越小，说明指标波动较小。第一轮专家咨询结果的重要性、确切性、可操作性的协调系数分别为 0.203、0.076、0.082；第二轮专家咨询结果的重要性、确切性、可操作性的协调系数分别为 0.264、0.206、0.113。可见第二轮的专家一致性优于第一轮，且两轮专家咨询结果均具有统计学意义（$P \leq 0.05$），说明专家的评价结果在等级上具有一致性倾向。两轮专家咨询意见的一致性程度见表 4-8。

表 4-8　两轮专家咨询意见的一致性程度

项目	重要性			确切性			可操作性		
	W	x^2 值	P 值	W	x^2 值	P 值	W	x^2 值	P 值
第一轮	0.203	306.964	0	0.076	114.885	0.000	0.082	123.325	0
第二轮	0.264	399.795	0	0.206	311.005	0.000	0.113	170.780	0

注：$P \leq 0.05$。

二、第一轮专家咨询结果

（一）指标评分结果

本研究第一轮专家咨询结果的重要性、确切性、可操作性变异系数分别在 0.047 ～ 0.198、0.056 ～ 0.252、0.079 ～ 0.324 之间波动，第一轮专家咨询评分结果具体见表 4-9。

1. 一级指标评分结果

3 项一级指标中，重要性均值在 4.78 ～ 4.94 之间，最小的是"服务结构"，最大的是"服务过程"和"服务结果"，说明专家认为"服务过程"和"服务结果"最重要；变异系数在 0.047 ～ 0.088 之间，最小的是"服务过程"和"服务结果"，说明专家对"服务过程"和"服务结果"重要性的协调程度最高。

确切性均值在 2.81 ～ 2.83 之间，最小的是"服务结构"和"服务结果"，最大的是"服务过程"，说明专家认为"服务过程"的确切性最强；变异系数在 0.134 ～ 0.143 之间，最小的是"服务过程"，最大的是"服务结构"和"服务结果"，说明专家对"服务过程"确切性的协调程度最高。

可操作性均值在 2.72 ～ 2.78 之间，最小的是"服务结果"，最大的是"服务过程"，说明专家认为"服务过程"的可操作性最强；变异系数从 0.152 ～ 0.189 之间，最小的是"服务过程"，最大的是"服务结果"，说明专家对"服务过程"可操作性的协调程度最高。

2. 二级指标评分结果

11 项二级指标中，重要性均值在 4.22 ～ 4.94 之间，最小的是"基本医养结合"，最大的是"组织管理"，说明专家认为"组织管理"最重要；变异系数在 0.047 ～ 0.18 之间，最小的是"组织管理"，最大的是"基本医养结合"，说明专家对"组织管理"重要性的协调程度最高。

确切性均值在 2.33 ～ 2.89 之间，最小的是"基本医养结合"，最大的

表 4-9 绩效评价指标体系第一轮专家咨询评分结果

指标	重要性				确切性				可操作性			
	均值	标准差	变异系数	满分率（%）	均值	标准差	变异系数	满分率（%）	均值	标准差	变异系数	满分率（%）
A1	4.78	0.422	0.088	77.78	2.81	0.401	0.143	80.56	2.75	0.500	0.182	77.78
A2	4.94	0.232	0.047	94.44	2.83	0.378	0.134	83.33	2.78	0.422	0.152	77.78
A3	4.94	0.232	0.047	94.44	2.81	0.401	0.143	80.56	2.72	0.513	0.189	75.00
B1	4.83	0.378	0.078	83.33	2.89	0.319	0.110	88.89	2.83	0.447	0.158	86.11
B2	4.83	0.447	0.093	86.11	2.81	0.401	0.143	80.56	2.69	0.525	0.195	72.22
B3	4.94	0.232	0.047	94.44	2.89	0.319	0.110	88.89	2.89	0.319	0.110	88.89
B4	4.22	0.760	0.180	41.67	2.33	0.586	0.252	38.89	2.67	0.535	0.200	69.44
B5	4.86	0.351	0.072	86.11	2.89	0.319	0.110	88.89	2.83	0.378	0.134	83.33
B6	4.86	0.351	0.072	86.11	2.83	0.378	0.134	83.33	2.75	0.500	0.182	77.78
B7	4.86	0.351	0.072	86.11	2.81	0.401	0.143	80.56	2.72	0.513	0.189	75.00
B8	4.92	0.280	0.057	91.67	2.86	0.351	0.123	86.11	2.78	0.485	0.174	80.56
B9	4.28	0.741	0.173	44.44	2.72	0.454	0.167	72.22	2.64	0.487	0.184	63.89
B10	4.81	0.525	0.109	86.11	2.78	0.540	0.194	73.33	2.67	0.586	0.219	72.22
B11	4.83	0.447	0.093	86.11	2.81	0.467	0.166	83.33	2.61	0.549	0.210	63.89
C1	4.92	0.280	0.057	91.67	2.94	0.333	0.113	97.22	2.92	0.280	0.096	91.67

续表

C2	4.83	0.447	0.093	86.11	2.89	0.398	0.138	91.67	2.89	0.398	0.138	91.67
C3	4.86	0.424	0.087	88.89	2.83	0.507	0.179	88.89	2.78	0.485	0.174	80.56
C4	4.83	0.447	0.093	86.11	2.81	0.467	0.166	83.33	2.64	0.639	0.242	72.22
C5	4.92	0.368	0.075	94.44	2.86	0.351	0.123	86.11	2.92	0.368	0.126	94.44
C6	4.94	0.333	0.067	97.22	2.81	0.401	0.143	80.56	2.89	0.465	0.161	94.44
C7	4.92	0.368	0.075	94.44	2.83	0.378	0.134	83.33	2.86	0.424	0.148	88.89
C8	4.89	0.319	0.065	88.89	2.72	0.454	0.167	72.22	2.64	0.543	0.206	66.67
C9	4.92	0.280	0.057	91.67	2.72	0.454	0.167	72.22	2.69	0.525	0.195	72.22
C10	4.28	0.701	0.164	41.67	2.75	0.439	0.160	75.00	2.78	0.422	0.152	77.78
C11	4.64	0.593	0.128	69.44	2.78	0.422	0.152	77.78	2.89	0.319	0.110	88.89
C12	4.08	0.806	0.198	33.33	2.69	0.525	0.195	72.22	2.83	0.378	0.134	83.33
C13	4.50	0.737	0.164	63.89	2.69	0.467	0.174	69.44	2.81	0.401	0.143	80.56
C14	4.89	0.398	0.081	91.67	2.97	0.167	0.056	97.22	2.94	0.232	0.079	94.44
C15	4.83	0.378	0.078	83.33	2.86	0.351	0.123	86.11	2.81	0.401	0.143	80.56
C16	4.92	0.280	0.057	91.67	2.81	0.401	0.143	80.56	2.64	0.543	0.206	66.67
C17	4.92	0.368	0.075	94.44	2.89	0.319	0.110	88.89	2.83	0.378	0.134	83.33
C18	4.92	0.368	0.075	94.44	2.92	0.280	0.096	91.67	2.89	0.319	0.110	88.89

续表

C19	4.81	0.577	0.120	86.11	2.78	0.540	0.194	83.33	2.67	0.632	0.237	75.00
C20	4.69	0.525	0.112	72.22	2.86	0.351	0.123	86.11	2.81	0.467	0.166	83.33
C21	4.72	0.513	0.109	75.00	2.89	0.319	0.110	88.89	2.81	0.467	0.166	83.33
C22	4.36	0.683	0.157	47.22	2.78	0.422	0.152	77.78	2.89	0.398	0.138	91.67
C23	4.81	0.710	0.148	88.89	2.86	0.351	0.123	86.11	2.89	0.398	0.138	91.67
C24	4.92	0.280	0.057	91.67	2.67	0.586	0.219	72.22	2.33	0.756	0.324	50.00
C25	4.75	0.500	0.105	77.78	2.72	0.513	0.189	75.00	2.81	0.525	0.187	86.11
C26	4.75	0.500	0.105	77.78	2.69	0.525	0.195	72.22	2.67	0.586	0.219	72.22
C27	4.92	0.280	0.057	91.67	2.81	0.525	0.187	86.11	2.75	0.554	0.201	80.56
C28	4.92	0.368	0.075	94.44	2.81	0.467	0.166	83.33	2.61	0.599	0.230	66.67
C29	4.92	0.368	0.075	94.44	2.72	0.566	0.208	77.78	2.64	0.593	0.225	69.44

是"中医健康教育"，说明专家认为"中医健康教育"的确切性最强；变异系数在 0.11 ~ 0.252 之间，最小的是"政府支持"，最大的是"基本医养结合"，说明专家对"政府支持"确切性的协调程度最高。

可操作性均值在 2.61 ~ 2.89 之间，最小的是"服务满意度"，最大的是"组织管理"，说明专家认为"组织管理"的可操作性最强；变异系数在 0.11 ~ 0.219 之间，最小的是"组织管理"，最大的是"服务合格率"，说明专家对"组织管理"可操作性的协调程度最高。

3. 三级指标评分结果

29 项三级指标中，重要性均值在 4.08 ~ 4.94 之间，最小的是"举办中医健康教育讲座情况"，最大的是"组织建设"，说明专家认为"组织建设"最重要；变异系数在 0.057 ~ 0.198 之间，最小的是"政策支持""居家社区养老服务""中医健康档案动态管理率""老年人自评生活质量提升情况""有效投诉结案率"，最大的是"举办中医健康教育讲座情况"，最大的是"举办中医健康教育讲座情况"，说明专家对"政策支持""居家社区养老服务""中医健康档案动态管理率""老年人自评生活质量提升情况""有效投诉结案率"重要性的协调程度最高。

确切性均值在 2.67 ~ 2.97 之间，最小的是"老年人自评生活质量提升情况"，最大的是"开设中医健康教育自媒体情况"，说明专家认为"开设中医健康教育自媒体情况"的确切性最强；变异系数在 0.056 ~ 0.219 之间，最小的是"开设中医健康教育自媒体情况"，最大的是"老年人自评生活质量提升情况"，说明专家对"开设中医健康教育自媒体情况"确切性的协调程度最高。

可操作性均值在 2.33 ~ 2.94 之间，最小的是"老年人自评生活质量提升情况"，最大的是"开设中医健康教育自媒体情况"，说明专家认为"开设中医健康教育自媒体情况"的可操作性最强；变异系数在 0.079 ~ 0.324 之间，最小的是"开设中医健康教育自媒体情况"，最大的是"老年人自评生活质量提升情况"，说明专家对"开设中医健康教育自媒体情况"可操作性的协调程度最高。

在可操作性变异系数中，C24（老年人自评生活质量提升情况）大于0.3，为0.324。经研究小组讨论，考虑到评价指标体系的完整性和重要性，将以上指标纳入绩效评价指标体系进行第二轮专家咨询。

（二）指标体系的修订

根据第一轮专家咨询评分结果和书面意见建议，经研究小组深入讨论，增加三级指标1项、修改三级指标1项、删除三级指标1项，具体如下：

1. 增加的指标

增加三级指标"运行机制"。专家认为服务模式的运行应形成良好的内在机能和运行方式，能够提升资源配置效率，且具有稳定性、规范化和流程化的特征，因此在二级指标"组织管理"下增加三级指标"运行机制"。

2. 修改的指标

将三级指标"开设中医健康教育微信公众平台情况"修改为"开设中医健康教育自媒体情况"。专家认为中医健康教育微信公众平台是自媒体的一种形式，目前机构开展的中医健康教育自媒体除了微信公众平台外，还有线上视频讲座、视频号等，因此将原指标修改为"开设中医健康教育自媒体情况"。

3. 删除的指标

删除三级指标"中医心理咨询（干预）服务人次占比"。专家认为中医心理咨询（干预）的表述不够确切，因此删除三级指标"中医心理咨询（干预）服务人次占比"。

（三）第一轮专家咨询修改完善后的评价指标体系

综合考虑专家关于指标重要性、确切性、可操作性的评分结果，以及专家的意见建议，对评价指标体系进行了完善，形成了居家社区中医药特色医养结合服务绩效评价指标体系第二轮专家咨询问卷，见表4-10。

表 4-10　第一轮专家咨询后修改完善的绩效评价指标体系

一级指标	二级指标	三级指标
A1. 服务结构	B1. 政府支持	C1. 政策支持
		C2. 资金支持
	B2. 资源投入	C3. 人力资源投入
		C4. 财力资源投入
		C5. 物力资源投入
	B3. 组织管理	C6. 组织建设
		C7. 制度建设
		C8. 运行机制
A2. 服务过程	B4. 基本医养结合	C9. 居家社区养老服务
		C10. 基本医疗卫生服务
	B5. 中医健康教育	C11. 提供中医健康教育资料情况
		C12. 举办中医健康教育讲座情况
		C13. 设置中医健康教育宣传栏个数
		C14. 开设中医健康教育自媒体情况
	B6. 中医药健康管理	C15. 中医健康档案建档率
		C16. 中医健康档案动态管理率
		C17. 中医养生保健指导服务人次
	B7. 中医诊疗	C18. 中医诊疗人次占比
		C19. 中药处方比例
	B8. 中医康复护理	C20. 中医康复护理计划制定人次占比
		C21. 中医非药物疗法康复护理人次占比
A3. 服务结果	B9. 服务产出	C22. 服务项目提供数量
		C23. 服务的老年人数量
		C24. 老年人自评生活质量提升情况
	B10. 服务合格率	C25. 服务项目完成率
		C26. 服务时间准确率
		C27. 有效投诉结案率
	B11. 服务满意度	C28. 老年人满意度
		C29. 工作人员满意度

三、第二轮专家咨询结果

（一）指标评分结果

本研究第二轮专家咨询结果的重要性、确切性、可操作性变异系数分别在 0 ～ 0.157、0 ～ 0.23、0 ～ 0.197 之间波动，第二轮专家咨询评分结果具体见表 4-11。

1. 一级指标评分结果

3 项一级指标中，重要性均值在 4.75 ～ 5 之间，最小的是"服务结构"，最大的是"服务过程"和"服务结果"，说明专家认为"服务过程"和"服务结果"最重要；变异系数在 0 ～ 0.105 之间，最小的是"服务过程"和"服务结果"，最大的是"服务结构"，说明专家对"服务过程"和"服务结果"重要性的协调程度最高。

确切性均值在 2.94 ～ 3 之间，最小的是"服务结构"，最大的是"服务过程"和"服务结果"，说明专家认为"服务过程"和"服务结果"的确切性最强；变异系数在 0 ～ 0.079 之间，最小的是"服务过程"和"服务结果"，最大的是"服务结构"，说明专家对"服务过程"和"服务结果"确切性的协调程度最高。

可操作性均值在 2.83 ～ 2.94 之间，最小的是"服务结构"，最大的是"服务过程"，说明专家认为"服务过程"的可操作性最强；变异系数在 0.079 ～ 0.134 之间，最小的是"服务过程"，最大的是"服务结构"，说明专家对"服务过程"可操作性的协调程度最高。

2. 二级指标评分结果

11 项二级指标中，重要性均值在 4.36 ～ 4.97 之间，最小的是"基本医养结合"，最大的是"中医诊疗"，说明专家认为"中医诊疗"最重要；变异系数在 0.034 ～ 0.157 之间，最小的是"中医诊疗"，最大的是"基本医养结合"，说明专家对"中医诊疗"重要性的协调程度最高。

确切性均值在 2.36 ～ 2.97 之间，最小的是"基本医养结合"，最大的

表 4-11 绩效评价指标体系第二轮专家咨询评分结果

指标	重要性				确切性				可操作性			
	均值	标准差	变异系数	满分率(%)	均值	标准差	变异系数	满分率(%)	均值	标准差	变异系数	满分率(%)
A1	4.75	0.500	0.105	77.78	2.94	0.232	0.079	94.44	2.83	0.378	0.134	83.33
A2	5.00	0.000	0.000	100.00	3.00	0.000	0.000	100.00	2.94	0.232	0.079	94.44
A3	5.00	0.000	0.000	100.00	3.00	0.000	0.000	100.00	2.89	0.319	0.110	88.89
B1	4.89	0.319	0.065	88.89	2.97	0.167	0.056	97.22	2.94	0.232	0.079	94.44
B2	4.94	0.232	0.047	94.44	2.94	0.232	0.079	94.44	2.94	0.232	0.079	94.44
B3	4.86	0.351	0.072	86.11	2.89	0.319	0.110	88.89	2.83	0.378	0.134	83.33
B4	4.36	0.683	0.157	44.44	2.36	0.543	0.230	38.89	2.78	0.485	0.174	80.56
B5	4.86	0.351	0.072	86.11	2.86	0.351	0.123	86.11	2.92	0.280	0.096	91.67
B6	4.89	0.319	0.065	88.89	2.89	0.319	0.110	88.89	2.89	0.319	0.110	88.89
B7	4.97	0.167	0.034	97.22	2.94	0.232	0.079	94.44	2.92	0.280	0.096	91.67
B8	4.94	0.232	0.047	94.44	2.92	0.280	0.096	91.67	2.94	0.232	0.079	94.44
B9	4.47	0.609	0.136	52.78	2.94	0.232	0.079	94.44	2.89	0.319	0.110	88.89
B10	4.86	0.543	0.112	91.67	2.97	0.167	0.056	97.22	2.94	0.232	0.079	94.44
B11	4.92	0.368	0.075	94.44	2.94	0.232	0.079	94.44	2.92	0.280	0.096	91.67
C1	4.97	0.167	0.034	97.22	3.00	0.000	0.000	100.00	3.00	0.000	0.000	100.00
C2	4.94	0.333	0.067	97.22	3.00	0.000	0.000	100.00	3.00	0.000	0.000	100.00
C3	4.97	0.167	0.034	97.22	3.00	0.000	0.000	100.00	2.97	0.167	0.056	97.22

续表

C4	4.97	0.167	0.034	97.22	3.00	0.000	0.000	100.00	2.97	0.167	0.056	97.22
C5	4.97	0.167	0.034	97.22	3.00	0.000	0.000	100.00	2.97	0.167	0.056	97.22
C6	4.81	0.401	0.083	80.56	3.00	0.000	0.000	100.00	2.89	0.319	0.110	88.89
C7	4.78	0.422	0.088	77.78	3.00	0.000	0.000	100.00	2.92	0.280	0.096	91.67
C8	4.61	0.549	0.119	63.89	2.72	0.454	0.167	72.22	2.78	0.422	0.152	77.78
C9	4.89	0.398	0.081	91.67	2.92	0.280	0.096	91.67	2.89	0.319	0.110	88.89
C10	4.89	0.398	0.081	91.67	2.94	0.232	0.079	94.44	2.92	0.280	0.096	91.67
C11	4.36	0.639	0.147	44.44	2.86	0.351	0.123	86.11	2.94	0.232	0.079	94.44
C12	4.72	0.454	0.096	72.22	2.97	0.167	0.056	97.22	2.97	0.167	0.056	97.22
C13	4.28	0.615	0.144	36.11	2.97	0.167	0.056	97.22	2.97	0.167	0.056	97.22
C14	4.53	0.609	0.134	58.33	2.92	0.280	0.096	91.67	2.97	0.167	0.056	97.22
C15	4.94	0.232	0.047	94.44	2.97	0.167	0.056	97.22	2.97	0.167	0.056	97.22
C16	4.94	0.232	0.047	94.44	2.89	0.319	0.110	88.89	3.00	0.000	0.000	100.00
C17	5.00	0.000	0.000	100.00	2.97	0.167	0.056	97.22	2.89	0.319	0.110	88.89
C18	4.94	0.232	0.047	94.44	3.00	0.000	0.000	100.00	3.00	0.000	0.000	100.00
C19	4.92	0.280	0.057	91.67	3.00	0.000	0.000	100.00	3.00	0.000	0.000	100.00
C20	4.78	0.422	0.088	77.78	2.97	0.167	0.056	97.22	2.97	0.167	0.056	97.22
C21	4.83	0.378	0.078	83.33	2.97	0.167	0.056	97.22	3.00	0.000	0.000	100.00
C22	4.50	0.609	0.135	55.56	2.97	0.167	0.056	97.22	3.00	0.000	0.000	100.00
C23	5.00	0.000	0.000	100.00	3.00	0.000	0.000	100.00	3.00	0.000	0.000	100.00

续表

C24	5.00	0.000	0.000	100.00	2.89	0.319	0.110	88.89	2.56	0.504	0.197	55.56
C25	4.92	0.280	0.057	91.67	2.94	0.232	0.079	94.44	2.97	0.167	0.056	97.22
C26	4.78	0.422	0.088	77.78	2.86	0.351	0.123	86.11	2.92	0.280	0.096	91.67
C27	4.86	0.351	0.072	86.11	3.00	0.000	0.000	100.00	2.92	0.280	0.096	91.67
C28	5.00	0.000	0.000	100.00	3.00	0.000	0.000	100.00	2.92	0.280	0.096	91.67
C29	4.89	0.398	0.081	91.67	2.92	0.280	0.096	91.67	2.86	0.351	0.123	86.11

是"政府支持"和"服务合格率"，说明专家认为"政府支持"和"服务合格率"的确切性最强；变异系数在0.056～0.23之间，最小的是"政府支持"和"服务合格率"，最大的是"基本医养结合"，说明专家对"政府支持"和"服务合格率"确切性的协调程度最高。

可操作性均值在2.78～2.94之间，最小的是"基本医养结合"，最大的是"政府支持""资源投入""中医康复护理""服务合格率"，说明专家认为"政府支持""资源投入""中医康复护理""服务合格率"的可操作性最强；变异系数在0.079～0.174之间，最小的是"政府支持""资源投入""中医康复护理""服务合格率"，最大的是"基本医养结合"，说明专家对"政府支持""资源投入""中医康复护理""服务合格率"可操作性的协调程度最高。

3. 三级指标评分结果

29项三级指标中，重要性均值在4.28～5之间，最小的是"设置中医健康教育宣传栏个数"，最大的是"中医养生保健指导服务人次""服务的老年人数量""老年人自评生活质量提升情况"和"老年人满意度"，说明专家认为"中医养生保健指导服务人次""服务的老年人数量""老年人自评生活质量提升情况"和"老年人满意度"最重要；变异系数在0～0.147之间，最小的是"中医养生保健指导服务人次""服务的老年人数量""老年人自评生活质量提升情况"和"老年人满意度"，最大的是"提供中医健康教育资料情况"，说明专家对"中医养生保健指导服务人次""服务的老年人数量""老年人自评生活质量提升情况"和"老年人满意度"重要性的协调程度最高。

确切性均值在2.72～3之间，最小的是"运行机制"，最大的是"政策支持""资金支持""人力资源投入""财力资源投入""物力资源投入""组织建设""制度建设""中医诊疗人次占比""中药处方比例""服务的老年人数量""有效投诉结案率"和"老年人满意度"，说明专家认为"政策支持""资金支持""人力资源投入""财力资源投入""物力资源投入""组织建设""制度建设""中医诊疗人次占比""中药处方比例""服务的老年人数量""有效投诉结案率"和"老年人满意度"的确切性最强；变异系数在 0 ～ 0.167 之间，最小的是"政策支持""资金支持""人力资源投入""财力资源投入""物力资源投入""组织建设""制度建设""中医诊疗人次占比""中药处方比例""服务的老年人数量""有效投诉结案率"和"老年人满意度"，最大的是"运行机制"，说明专家对"政策支持""资金支持""人力资源投入""财力资源投入""物力资源投入""组织建设""制度建设""中医诊疗人次占比""中药处方比例""服务的老年人数量""有效投诉结案率"和"老年人满意度"确切性的协调程度最高。

可操作性均值在 2.56 ～ 3 之间，最小的是"老年人自评生活质量提升情况"，最大的是"政策支持""资金支持""中医健康档案动态管理率""中医诊疗人次占比""中药处方比例""中医非药物疗法康复护理人次占比""服务项目提供数量"和"服务的老年人数量"，说明专家认为"政策支持""资金支持""中医健康档案动态管理率""中医诊疗人次占比""中药处方比例""中医非药物疗法康复护理人次占比""服务项目提供数量"和"服务的老年人数量"的可操作性最强；变异系数在 0 ～ 0.197 之间，最小的是"政策支持""资金支持""中医健康档案动态管理率""中医诊疗人次占比""中药处方比例""中医非药物疗法康复护理人次占比""服务项目提供数量"和"服务的老年人数量"，最大的是"老年人自评生活质量提升情况"，说明专家对"政策支持""资金支持""中医健康档案动态管理率""中医诊疗人次占比""中药处方比例""中医非药物疗法康复护理人次占比""服务项目提供数量"和"服务的老年人数量"可操作性的协调程度最高。

（二）评价指标体系的确立

第二轮专家咨询结束后，专家对评价指标的设置意见趋于一致，所有指标均符合纳入标准，最终形成了包含 3 项一级指标、11 项二级指标、29 项三级指标的居家社区中医药特色医养结合服务绩效评价指标体系。

第四节 绩效评价指标权重的确定

一、评价指标权重确定方法

评价指标权重的确定方法包括主观赋权法、客观赋权法和主客观赋权法。主观赋权法是由专家依据主观认知、经验和意向来分配指标权重的方法，常用的有专家咨询法、功效系数法、模糊评价法和层次分析法等，其优点是专家可以根据问题的重要性及自身经验知识合理确定权重，不会出现权重与自身重要性不符的情况；缺点是其权重由专家主观认定，受主观因素的影响较大。客观赋权法主要是利用评价对象的客观信息来确定其评价指标权重的方法，常用的有熵值法、变异系数法、因子分析法、灰色关联分析法、回归法、结构方程模型和聚类分析法等，其优点是基于数学理论通过数据间的关系确定权重，具有较强的理论依据，客观性强；缺点是客观赋权法建立在纯粹的数据上，有时无法反应决策者自身的偏好，可能会出现权重与自身重要性不符的情况。主客观赋权法结合了主观赋权法与客观赋权法的优点，并最大程度地避免了主观随意性及忽视决策者偏好的缺点，但其不足之处在于算法较为复杂，应用性易受影响。综合考虑主观赋权法、客观赋权法和主客观赋权法的优缺点和本研究的特点，本研究采用层次分析法确定评价指标的权重。层次分析法最早由美国著名运筹学家托马斯·L.萨蒂于 20 世纪 70 年代提出，是一种定性和定量相结合的系统分析方法，可以将复杂问题层次化和数量化，并用数学方法为决策分析提供依据。本研究以德尔菲法中专家关于指标的重要性评价为依据，建立判断矩阵，通过指标间重要性的两两比较进行权重计算。当指标较多、构成复杂时，可根据专家重要性赋值的均数差（Z）来确定 Saaty 标度，Saaty 相对重要性等级的标度值见表 4-12。

本研究采用 AHP 法确定各评价指标权重，评价指标权重的确定同时考虑指标所在层次权重分配和上一层中权重的分配，运用乘积法计算同级指标对上一级指标的组合权重，公式如下。

二级指标组合权重 = 一级指标权重 × 二级指标权重

三级指标组合权重 = 二级指标组合权重 × 三级指标权重

表 4-12　Saaty 相对重要性等级表

重要性标度	均值差（Z）	含义
1	0.00	两个因素相比，前者比后者同等重要
3	0.25 < Z ≤ 0.50	两个因素相比，前者比后者稍为重要
5	0.75 < Z ≤ 1.00	两个因素相比，前者比后者明显重要
7	1.25 < Z ≤ 1.50	两个因素相比，前者比后者强烈重要
9	> 1.75	两个因素相比，前者比后者极端重要
2、4、6、8	—	分别界于 1，3，5，7，9 之间的中间评判值
上列各数的倒数	上列各数的负数	若因素 i 与 j 比较为 a_{ij}，则因素 j 与 i 比较为 $1/a_{ij}$

注：a 为重要性标度值。

二、评价指标权重的确定

（一）一级指标权重的确定

第二轮专家咨询对服务结构、服务过程和服务结果 3 项一级指标重要性评价的均值分别为 4.75 分、5 分、5 分，通过两两比较 3 项一级指标重要性均值之差，构建判断矩阵，见表 4-13。

表 4-13　未经转化的 3 项一级指标判断矩阵

一级指标	A1	A2	A3
A1	0.00	−0.25	−0.25
A2	0.25	0.00	0.00
A3	0.25	0.00	0.00

根据表 4-12 的 Saaty 相对重要性等级表判断矩阵标度规则，对数据进行转换，形成标准化判断矩阵，见表 4-14。

表 4–14　一级指标判断矩阵

一级指标	A1	A2	A3
A1	1	1/2	1/2
A2	2	1	1
A3	2	1	1

计算结果显示：判断矩阵通过一致性检验，3 项一级指标中，服务过程和服务结果的权重并列第 1，其次是服务结构，见表 4–15。

表 4–15　3 项一级指标权重

一级指标	特征向量	权重	λ_{max}	CI	RI	CR
A1	0.600	0.2000				
A2	1.200	0.4000	3.000	0.000	0.520	0.000
A3	1.200	0.4000				

注：CR < 0.1。

（二）二级指标权重的确定

根据一级指标权重确定的步骤，同理构建二级指标的判断矩阵，计算 11 项二级指标权重并进行一致性检验。结果显示：3 个判断矩阵均通过一致性检验；11 项二级指标中，资源投入的权重最大，其次是服务产出和服务满意度，中医诊疗的权重最小，见表 4–16。

表 4–16　11 项二级指标权重

二级指标	特征向量	权重	λ_{max}	CI	RI	CR
B1	0.936	0.3119				
B2	1.471	0.4905	3.054	0.027	0.520	0.052
B3	0.593	0.1976				
B4	0.455	0.0911				
B5	0.592	0.1185				
B6	1.822	0.3644	5.095	0.024	1.120	0.021
B7	0.308	0.0617				
B8	1.822	0.3644				

续表

B9	1.200	0.4000					
B10	0.600	0.2000	3.000	0.000	0.520	0.000	
B11	1.200	0.4000					

注：CR < 0.1。

（三）三级指标权重的确定

根据一级指标权重确定的步骤，同理构建 29 项三级指标的判断矩阵，计算 29 项三级指标权重并进行一致性检验。结果显示：11 个判断矩阵均通过一致性检验；29 项三级指标中，政策支持、中医诊疗人次占比、中医非药物疗法康复护理人次占比、老年人满意度的权重最大，其次是居家社区养老服务、基本医疗卫生服务、中医养生保健指导服务人次，设置中医健康教育宣传栏个数的权重最小，见表 4–17。

表 4–17　29 项三级指标权重

三级指标	特征向量	权重	λ_{max}	CI	RI	CR
C1	1.333	0.6667	2.000	0.000	0.000	0.000
C2	0.667	0.3333				
C3	1.000	0.3333	3.000	0.000	0.520	0.000
C4	1.000	0.3333				
C5	1.000	0.3333				
C6	1.471	0.4905	3.054	0.027	0.520	0.052
C7	0.936	0.3119				
C8	0.593	0.1976				
C9	1.000	0.5000	2.000	0.000	0.520	0.000
C10	1.000	0.5000				
C11	0.683	0.1707	4.072	0.024	0.890	0.027
C12	1.798	0.4495				
C13	0.481	0.1202				
C14	1.038	0.2596				

C15	0.750	0.2500				
C16	0.750	0.2500	3.000	0.000	0.520	0.000
C17	1.500	0.5000				
C18	1.333	0.6667	2.000	0.000	0.000	0.000
C19	0.667	0.3333				
C20	0.667	0.3333	2.000	0.000	0.000	0.000
C21	1.333	0.6667				
C22	0.429	0.1429				
C23	1.286	0.4286	3.000	0.000	0.520	0.000
C24	1.286	0.4286				
C25	1.471	0.4905				
C26	0.593	0.1976	3.054	0.027	0.520	0.052
C27	0.936	0.3119				
C28	1.333	0.6667	2.000	0.000	0.000	0.000
C29	0.667	0.3333				

（四）组合权重的确定

根据一级指标、二级指标和三级指标的权重，采用乘积法计算组合权重，结果显示：二级指标中，服务产出和服务满意度的组合权重最大，均为 0.16；中医药健康管理和中医康复护理次之，均为 0.1458；再次是资源投入，为 0.0981。三级指标中，老年人的满意度的组合权重最大，为 0.1067；中医非药物疗法康复护理人次占比次之，为 0.0972；中医养生保健指导服务人次位居第 3，为 0.0729，见表 4-18。

表 4-18　居家社区中医药特色医养结合服务绩效评价指标体系组合权重

一级指标及权重	二级指标及权重	二级指标组合权重	三级指标及权重	三级指标组合权重
A1（0.2000）	B1（0.3119）	0.0624	C1（0.6667）	0.0416
			C2（0.3333）	0.0208
	B2（0.4905）	0.0981	C3（0.3333）	0.0327
			C4（0.3333）	0.0327
			C5（0.3333）	0.0327
	B3（0.1976）	0.0395	C6（0.4905）	0.0194
			C7（0.3119）	0.0123
			C8（0.1976）	0.0078
A2（0.4000）	B4（0.0911）	0.0364	C9（0.5000）	0.0182
			C10（0.5000）	0.0182
	B5（0.1185）	0.0474	C11（0.1707）	0.0081
			C12（0.4495）	0.0213
			C13（0.1202）	0.0057
			C14（0.2596）	0.0123
	B6（0.3644）	0.1458	C15（0.2500）	0.0365
			C16（0.2500）	0.0365
			C17（0.5000）	0.0729
	B7（0.0617）	0.0247	C18（0.6667）	0.0165
			C19（0.3333）	0.0082
	B8（0.3644）	0.1458	C20（0.3333）	0.0486
			C21（0.6667）	0.0972
A3（0.4000）	B9（0.4000）	0.1600	C22（0.1429）	0.0229
			C23（0.4286）	0.0686
			C24（0.4286）	0.0686
	B10（0.2000）	0.0800	C25（0.4905）	0.0392
			C26（0.1976）	0.0158
			C27（0.3119）	0.0250
	B11（0.4000）	0.1600	C28（0.6667）	0.1067
			C29（0.3333）	0.0533

第五节 绩效评价指标体系的信度和效度

一、信度分析

信度,即可靠性。信度分析亦称为可靠性分析,是指采用同样的方法对同一对象重复测量时所得结果的一致性程度,常用的分析方法有重测信度法、复本信度法、折半信度法和 α 信度系数法 4 种。本研究采用最常用的 α 信度系数法来检验居家社区中医药特色医养结合服务绩效评价指标体系的信度。克朗巴哈系数取值范围在 0 ~ 1 之间,一般来说,克朗巴哈系数值在 0.7 以上为可接受,越接近 1 信度越高。本研究的评价指标体系克朗巴哈系数值为 0.96,具有非常好的信度。

二、效度分析

效度,即有效性。效度分析亦称有效性分析,旨在评价某一指标是否能够有效地测算到它所计划测算的内容,即分析指标测算的结果与实际情况的吻合程度,一般包括内容效度、准则效度和建构效度 3 种类型。本研究主要考虑内容效度,即各指标是否能够涵盖该评价指标体系期望测定出的内容和结果,内容效度分析一般通过专家对各评价指标的评分来完成。已有研究认为,内容效度评定专家数量最好在 5 人以上、10 人以下,通常采用 4 分制进行相关性评价,"1"表示无相关、"2"表示弱相关、"3"表示较强相关、"4"表示非常相关,本研究选取和居家社区中医药特色医养结合服务绩效评价研究密切相关的 9 位专家,即在该领域从事管理、研究和实践工作的专家,进行评价指标的内容效度评定。9 位专家分布于北京、浙江、福建、河南、广东等 5 个省份,来自 8 个工作单位。

(一)专家基本情况

9 位专家中,女性 5 人(占比 55.6%)、41 ~ 50 岁和 51 ~ 60 岁各

3 人（占比 33.3%）、高校 / 科研院所 6 人（占比 66.7%）、博士研究生 5 人（占比 55.6%）、正高级职称 6 人（占比 66.7%）、县处级职务 3 人（占比 33.3%）、管理学领域 4 人（占比 44.4%）、博士研究生导师 4 人（占比 44.4%）、工作年限 1 ～ 10 年 4 人（占比 44.4%），见表 4–19，结构分布合理，具有较强的代表性。

表 4–19 专家的基本情况（N=9）

项目	指标	频数	百分比（%）
性别	男	4	44.4
	女	5	55.6
年龄	31 ～ 40 岁	1	11.1
	41 ～ 50 岁	3	33.3
	51 ～ 60 岁	3	33.3
	60 岁以上	2	22.2
工作单位类别	政府部门	2	22.2
	高校 / 科研院所	6	66.7
	医养结合机构	1	11.1
学历	本科	2	22.2
	硕士研究生	2	22.2
	博士研究生	5	55.6
职称	无职称	2	22.2
	副高级职称	1	11.1
	正高级职称	6	66.7
职务	一般工作人员	3	33.3
	乡科级	2	22.2
	县处级	3	33.3
	厅局级	1	11.1
从事的专业领域	管理学	4	44.45
	社会学	3	33.33
	中医学	1	11.11
	公共卫生与预防医学	1	11.11

续表

研究生导师	否	2	22.2
	硕士研究生导师	3	33.3
	博士研究生导师	4	44.4
工作年限	1～10年	4	44.4
	11～20年	1	11.1
	21～30年	2	22.2
	30年以上	2	22.2

（二）评定者间一致度

评定者间一致度（interater agreement），即专家评分一致的指标数（都评为1或2的指标加上都评为3或4的指标数）除以指标总数。已有研究认为，评定者间一致度不应低于0.7。本研究29项评价指标中，专家评分一致的指标数为27项，见表4-20，评定者间一致度为27/29=0.93，表明该评价指标体系具有较好的评定者间一致度。

（三）内容效度

内容效度（content validity），指测量工具中的条目能够展现所测量内容的程度，是测量工具质量的重要体现，也是效度评价中最常用的方法，主要用CVI进行量化，包括I-CVI和S-CVI。

1. I-CVI

I-CVI，即对各条目内容效度进行评价，评分为3或4分的专家人数除以参与评价的专家总数。当专家人数≤5人时，I-CVI应为1；当专家人数≥6人时，I-CVI应≥0.78。然而，两位或多位专家对条目与相应维度的关联性评价一致的意见还可能由于他们对选项的随机选择（不代表专家的意见的选择）造成的，分析此类数据时，应当对这种随机一致性进行校正。对随机一致性进行校正，计算调整后的kappa值（记为K^*）方法如下：

$$K_i^* = (I\text{--}CVI)_i - Pc_i)/(1 - Pc_i)$$

$$Pc_i = \left[\frac{n}{A_i\,(n\text{--}A_i)} \right] \times 0.5^n$$

式中，K_i^* 为第 i 项指标的 kappa 值，$(I\text{--}CVI)_i$ 为第 i 项指标的 I-CVI 值，Pc_i 为第 i 项指标的随机一致性概率，n 为专家总人数，A_i 为给予 i 指标 3 分或 4 分的专家人数。

通常情况下，I-CVI 值越大，Kappa 的值也越大，对随机一致性进行校正后，I-CVI ≥ 0.78，提示该测量工具的内容效度较好。

经过计算，该评价指标体系各指标的 I-CVI 值均在 0.89 ～ 1 之间；对随机一致性进行校正后，各指标的 I-CVI 值也均在 0.89 ～ 1 之间，表明该评价指标体系各指标具有较好的条目水平内容效度，见表 4-20。

表 4-20　居家社区中医药特色医养结合服务绩效评价体系各指标 I-CVI 值

指标	评分为3或4分专家人数	I-CVI	K*	指标	评分为3或4分专家人数	I-CVI	K*
C1	9	1.00	1.00	C16	9	1.00	1.00
C2	9	1.00	1.00	C17	9	1.00	1.00
C3	9	1.00	1.00	C18	9	1.00	1.00
C4	9	1.00	1.00	C19	9	1.00	1.00
C5	9	1.00	1.00	C20	9	1.00	1.00
C6	9	1.00	1.00	C21	9	1.00	1.00
C7	9	1.00	1.00	C22	9	1.00	1.00
C8	9	1.00	1.00	C23	9	1.00	1.00
C9	9	1.00	1.00	C24	9	1.00	1.00
C10	9	1.00	1.00	C25	9	1.00	1.00
C11	9	1.00	1.00	C26	9	1.00	1.00
C12	9	1.00	1.00	C27	9	1.00	1.00
C13	9	1.00	1.00	C28	9	1.00	1.00
C14	9	1.00	1.00	C29	8	0.89	0.89
C15	9	1.00	1.00				

2.S-CVI

S-CVI，是全体专家意见一致性的反映，可以体现为评分专家的全体一致率，主要有全体一致 S-CVI 和平均 S-CVI 两种类型。全体一致 S-CVI 是指被所有专家评为 3 分或 4 分的条目数占条目总数的比例，反映的是专家一致认为相关的情况，S-CVI 的值应 ≥ 0.8；平均 S-CVI 是指所有专家评为 3 分或 4 分条目的比例，即所有专家都评为 3 分或 4 分的条目数除以条目总数。计算方法主要有 3 种：①所有条目 I-CVI 的平均数；②每位专家评分为 3 分或 4 分的条目数占条目总数比例的平均数；③评分为 3 分或 4 分出现的频次除以总评定数。3 种计算方法的结果均一致，其中第 1 种方法应用较广泛，因为其便于理解，也能够与 I-CVI 较好衔接，S-CVI 的值应 ≥ 0.9。本研究采用平均 S-CVI 中的所有条目 I-CVI 的平均数计算量表水平的内容效度指数，结果为 0.97，表明该评价指标体系具有较好的量表水平的内容效度。

第六节　绩效评价指标量化

对绩效评价指标体系中的 29 项指标进行量化，各指标的量化标准见表 4-21。

表 4-21　居家社区中医药特色医养结合服务绩效评价指标量化

三级指标	量化标准
C1. 政策支持	采用 Likert 五级量表进行评分，如非常不同意 =1 分、非常同意 =5 分
C2. 资金支持	采用 Likert 五级量表进行评分，如非常不同意 =1 分、非常同意 =5 分
C3. 人力资源投入	1. 将各机构工作人员总数按照从小到大的原则平均分为 5 个等级，如等级 1=1 分、等级 5=5 分 2. 中医药人员占机构工作人员总数的比例赋值：20% 及以下 =1 分，大于 20% 小于等于 40%=2 分，大于 40% 小于等于 60%=3 分，大于 60% 小于等于 80%=4 分，大于 80% 小于等于 100%=5 分 3. 人力资源投入得分为以上 2 项内容得分的均值

C4. 财力资源投入	机构 2019 年～ 2021 年资金投入总额
C5. 物力资源投入	1. 将各机构固定资产总值、养老服务用房面积和中医药服务房间数分别按照从小到大的原则平均分为 5 个等级，如等级 1=1 分、等级 5=5 分 2. 医疗设备总值、养老设施总值占机构固定资产总值的比例赋值：20% 及以下 =1 分，大于 20% 小于等于 40%=2 分，大于 40% 小于等于 60%=3 分，大于 60% 小于等于 80%=4 分，大于 80% 小于等于 100%=5 分 3. 中医医疗设备总值占医疗设备总值的比例赋值：20% 及以下 =1 分，大于 20% 小于等于 40%=2 分，大于 40% 小于等于 60%=3 分，大于 60% 小于等于 80%=4 分，大于 80% 小于等于 100%=5 分 4. 物力资源投入得分为以上 6 项内容得分的均值
C6. 组织建设	采用 Likert 五级量表进行评分，如非常不同意 =1 分、非常同意 =5 分
C7. 制度建设	采用 Likert 五级量表进行评分，如非常不同意 =1 分、非常同意 =5 分
C8. 运行机制	采用 Likert 五级量表进行评分，如非常不同意 =1 分、非常同意 =5 分
C9. 居家社区养老服务	采用 Likert 五级量表进行评分，如非常不同意 =1 分、非常同意 =5 分
C10. 基本医疗卫生服务	采用 Likert 五级量表进行评分，如非常不同意 =1 分、非常同意 =5 分
C11. 提供中医健康教育资料情况	将各机构发放中医健康教育印刷资料种类和数量分别按照从小到大的原则平均分为 5 个等级，如等级 1=1 分、等级 5=5 分，提供中医健康教育资料情况得分为以上 2 项内容得分的均值
C12. 举办中医健康教育讲座情况	将各机构举办中医健康教育讲座次数和参加人数分别按照从小到大的原则平均分为 5 个等级，如等级 1=1 分、等级 5=5 分，举办中医健康教育讲座情况得分为以上 2 项内容得分的均值
C13. 设置中医健康教育宣传栏个数	机构设置的中医健康教育宣传栏数量
C14. 开设中医健康教育自媒体情况	机构开设的中医健康教育自媒体数量
C15. 中医健康档案建档率	中医健康档案建档率 = 建立中医健康档案老年人数 / 辖区内常住老年人数 ×100%

C16. 中医健康档案动态管理率	中医健康档案动态管理率 = 中医健康档案中有记录的档案份数 / 建立中医健康档案总份数 ×100%
C17. 中医养生保健指导服务人次	机构 2022 年 6 月以来面向老年人开展的中医养生保健指导服务人次
C18. 中医诊疗人次占比	中医诊疗人次占比 = 中医诊疗人次 / 总诊疗人次 ×100%
C19. 中药处方比例	中药（含中药饮片、中成药）处方数 / 处方总数 ×100%
C20. 中医康复护理计划制定人次占比	中医康复护理计划制定人次占比 = 中医康复护理计划制定人次 / 康复护理计划制定总人次 ×100%
C21. 中医非药物疗法康复护理人次占比	中医非药物疗法康复护理人次占比 = 中医非药物疗法康复护理人次 / 康复护理总人次 ×100%
C22. 服务项目提供数量	将各机构服务项目提供数量、养老服务项目提供数量和中医药服务项目数量分别按照从小到大的原则平均分为 5 个等级，如等级 1=1 分、等级 5=5 分，服务项目提供数量得分为以上 3 项内容得分的均值
C23. 服务的老年人数量	机构 2022 年 6 月以来服务的老年人数量
C24. 老年人自评生活质量提升情况	采用 Likert 五级量表进行评分，如非常不同意 =1 分、非常同意 =5 分
C25. 服务项目完成率	服务项目完成率 = 服务项目完成人次 / 接受服务项目总人次 ×100%
C26. 服务时间准确率	服务时间准确率 = 准时开展服务人次 / 接受服务总人次 ×100%
C27. 有效投诉结案率	有效投诉结案率 = 有效投诉结案数 / 有效投诉总数 ×100%
C28. 老年人满意度	采用 Likert 五级量表分别对居家社区养老服务、基本医疗卫生服务、中医健康教育、中医健康档案建档、中医健康档案动态管理、中医养生保健指导、中医诊疗服务、中医康复护理服务、服务流程、服务收费的满意度和总体满意度进行评分，如非常不满意 =1 分、非常满意 =5 分
C29. 工作人员满意度	采用 Likert 五级量表分别对工作环境、领导和组织管理、工资收入、福利待遇、培训机会、职称晋升、职位晋升、职业发展前景、上下级关系、同事关系、所处社会地位、老年人认可程度的满意度和总体满意度进行评分，如非常不满意 =1 分、非常满意 =5 分，工作人员满意度为以上 13 项内容满意度的均值

注：在各指标赋值的过程中，如有并列值，则纳入较低等级赋值，并在下一等级赋值时减少赋值机构数，如等级 1 中排序在第 5、第 6 的机构得分均为 1，则把排序第 6 的机构纳入等级 1，赋值 1 分，在等级 2 中纳入排序第 7 至 12 的机构，赋值 2 分，依此类推。

本章小结

　　本章按照评价指标体系构建的原则和依据，在参考国内外已有相关研究、国家和地方相关政策文件、居家社区中医药特色医养结合机构实地调研、采用德尔菲法进行两轮专家咨询的基础上，构建形成了居家社区中医药特色医养结合服务绩效评价指标体系，共包括 3 项一级指标、11 项二级指标、29 项三级指标。在此基础上，使用 AHP 法确定了各评价指标的权重，并运用乘积法计算同级指标对上一级指标的组合权重；同时，对评价指标体系的信度和效度进行了检验，检验结果表明，本研究建立的评价指标体系具有很好的信度和效度，为便于后期实证研究的开展，本章还对各指标进行了量化。

第五章　居家社区中医药特色医养结合服务绩效评价实证研究

本章将第四章构建的居家社区中医药特色医养结合服务绩效评价指标体系转化为 3 个调查问卷，在此基础上，研究小组深入河南省 5 个样本地市、15 个样本区（县）、30 家居家社区中医药特色医养结合机构进行实地调查，综合考虑开展情况、运行状况等因素，从调查的 30 家机构进一步聚焦于 5 个地市 9 个区（县）的 10 家机构展开研究，为促进居家社区中医药特色医养结合发展提供参考。

第一节　调查问卷及半结构式访谈提纲设计

一、调查问卷设计

将前文构建的居家社区中医药特色医养结合服务绩效评价指标体系转化为以下 3 个调查问卷，居家社区中医药特色医养结合服务绩效评价指标具体对应的问卷条目见表 5-1。

表 5-1　居家社区中医药特色医养结合服务绩效评价指标对应的问卷条目

三级指标	对应的问卷条目
C1.政策支持	附录 4-8
C2.资金支持	附录 4-9
C3.人力资源投入	附录 4-10
C4.财力资源投入	附录 4-11
C5.物力资源投入	附录 4-12

C6. 组织建设	附录4-13
C7. 制度建设	附录4-14
C8. 运行机制	附录4-15
C9. 居家社区养老服务	附录4-16
C10. 基本医疗卫生服务	附录4-17
C11. 提供中医健康教育资料情况	附录4-18
C12. 举办中医健康教育讲座情况	附录4-19
C13. 设置中医健康教育宣传栏个数	附录4-20
C14. 开设中医健康教育自媒体情况	附录4-21
C15. 中医健康档案建档率	附录4-22
C16. 中医健康档案动态管理率	附录4-22
C17. 中医养生保健指导服务人次	附录4-23
C18. 中医诊疗人次占比	附录4-24
C19. 中药处方比例	附录4-25
C20. 中医康复护理计划制定人次占比	附录4-26
C21. 中医非药物疗法康复护理人次占比	附录4-27
C22. 服务项目提供数量	附录4-28
C23. 服务的老年人数量	附录4-29
C24. 老年人自评生活质量提升情况	附录6-27
C25. 服务项目完成率	附录4-29
C26. 服务时间准确率	附录4-29
C27. 有效投诉结案率	附录4-30
C28. 老年人满意度	附录6-（16C～26C）
C29. 工作人员满意度	附录5

1. 居家社区中医药特色医养结合机构基本情况调查问卷

该调查问卷涵盖了绩效评价指标体系中的26项评价指标。调查对象为居家社区中医药特色医养结合机构，主要包括机构负责人的一般资料、机构基本情况、服务绩效 3 部分内容，具体内容见附录 4。

2. 居家社区中医药特色医养结合机构工作人员满意度调查问卷

该调查问卷是绩效评价指标体系中"工作人员满意度"评价指标的主要支撑。调查对象为机构工作人员，包括个人基本信息和工作满意度两部分内容，具体内容见附录 5。

3. 居家社区中医药特色医养结合的服务需求、利用及满意度调查问卷

该调查问卷是评价指标体系中"老年人自评生活质量提升情况"和"老年人满意度"2 项评价指标的主要支撑。在调查老年人对居家社区养老服务、基本医疗卫生服务、中医健康教育、中医健康档案建档、中医健康档案动态管理、中医养生保健指导、中医诊疗服务、非药物疗法中医康复护理服务等的服务需求及服务利用基础上，针对老年人接受过的服务内容及服务流程、服务收费情况进行满意度调查，同时调查老年人自评生活质量提升情况，调查对象为 2022 年 6 月以来在居家社区中医药特色医养结合机构接受过服务或正在接受服务的老年人，包括老年人基本信息和服务需求、服务利用、服务满意度等内容，具体内容见附录 6。

二、半结构式访谈提纲设计

围绕本研究的目的，分别针对机构负责人，老年人，机构工作人员，卫生健康管理部门、民政部门、人社部门工作人员设计半结构式访谈提纲并展开深度访谈，作为调查问卷的有益补充，具体内容见附录 7～附录 12。

第二节　数据收集

一、数据收集范围

（一）样本省份的确定

本研究在综合考虑地理区位、经济发展水平和老龄化程度的基础上，选取河南省作为样本省份。河南省地处我国中东部、黄河中下游，是全国普惠养老试点省份。2021 年，全省生产总值 58887.41 亿元，占全国国内生产总值的 5.15%；人均生产总值 59410 元。截至 2021 年底，河南省共有医养结合机构 370 家，医养结合机构床位数 58260 张、从业人员 43259人；全省常住人口 9883 万人，其中 ≥ 60 岁老年人和 ≥ 65 岁老年人分别为 1783 万人、1383 万人，占河南省常住人口的比重为 18%、14%，接近全国 18.9%、14.2% 的比重。

（二）样本地市的确定

样本地市的确定采用分群随机抽样法。首先，将河南省 18 个地市分为豫中地区（郑州、平顶山、许昌、漯河 4 个地市）、豫西地区（洛阳、三门峡 2 个地市）、豫南地区（南阳、驻马店、信阳 3 个地市）、豫北地区（安阳、新乡、焦作、濮阳、鹤壁、济源 6 个地市）和豫东地区（开封、商丘、周口 3 个地市）5 个群。其次，分别将 5 个群中的地市进行编码，如豫中地区，郑州编码为 YZ1、平顶山编码为 YZ2、许昌编码为 YZ3、漯河编码为 YZ4；豫西地区，洛阳编码为 YX1、三门峡编码为 YX2，豫南、豫北、豫东地区所涵盖的地市编码类同。再次，采用简单随机抽样的方法，在 5 个群中分别抽取 1 个地市作为样本地市，最后确定郑州市、洛阳市、南阳市、新乡市、开封市为样本地市。样本地市的基本情况如下：

1. 郑州市

郑州市为河南省省会，地处河南中部，现辖 9 区 5 市 1 县，是第一批国家级医养结合试点单位（2016）、第二批中央财政支持开展居家和社区养老服务改革试点地区（2017）、全国首批城企联动普惠养老试点城市（2019）、第二批国家安宁疗护试点城市（2019）、河南省首批智慧养老服务平台建设试点（2020）。2021 年，全市生产总值 12691 亿元，在河南省排名第 1；常住人口 1274.2 万人，在河南省排名第 1。郑州市第七次全国人口普查结果显示，该市 60 岁及以上人口 1617392 人，占全市常住人口的比重为 12.84%，老龄化程度在河南省排名第 18。

2. 洛阳市

洛阳市地处河南西部，现辖 7 区 7 县，是全国养老服务业综合改革试点地区（2014）、第一批国家级医养结合试点单位（2016）、首批国家安宁疗护试点城市（2017）、第三批中央财政支持开展居家和社区养老服务改革试点地区、河南省首批智慧养老服务平台建设试点（2020）。2021 年，全市生产总值 5447.1 亿元，在河南省排名第 2；常住人口 706.9 万人，在河南省排名第 5。洛阳市第七次全国人口普查结果显示，该市 60 岁及以上人口 1291933 人，占全市常住人口的比重为 18.31%，老龄化程度在河南省排名第 12。

3. 南阳市

南阳市地处河南西南部，现辖 2 区 1 市 10 县，是河南省第二批智慧养老服务平台建设试点（2020）。2021 年，全市生产总值 4342.22 亿元，在河南省排名第 3；常住人口 962.9 万人，在河南省排名第 2。南阳市第七次全国人口普查结果显示，该市 60 岁及以上人口 1824647 人，占全市常住人口的比重为 18.79%，老龄化程度在河南省排名第 9。

4. 新乡市

新乡市地处河南北部，现辖 4 区 3 市 5 县及 1 个城乡一体化示范区、2 个国家级开发区，是全国养老机构管理行政执法规范化试点城市（2016）。2021 年，全市生产总值 3232.53 亿元，在河南省排名第 6；常住人口 617.1 万人，在河南省排名第 8。新乡市第七次全国人口普查结果显示，该市 60 岁及以上人口 1105560 人，占全市常住人口的比重为 17.68%，老龄化程度在河南省排名第 15。

5. 开封市

开封市地处河南东部，现辖 6 区 4 县，是国家级长期护理保险制度试点城市（2020）、河南省首批智慧养老服务平台建设试点（2020）。2021 年，全市生产总值 2557.03 亿元，在河南省排名第 11；常住人口 478.3 万人，在河南省排名第 11。开封市第七次全国人口普查结果显示，该市 60 岁及以上人口 930790 人，占全市常住人口的比重为 19.29%，老龄化程度在河南省排名第 6。

以上资料根据国家卫生健康委员会官方网站资料、河南省18个地市2021年国民经济和社会发展统计公报、各地市第七次全国人口普查公报进行整理。由于部分地市暂未发布2022年数据，且2021年发布的人口老龄化数据标准不一，因此样本地市生产总值及常住人口采用2021年的数据，人口老龄化程度采用第七次全国人口普查数据。

（三）样本机构的确定

1. 机构纳入标准

在卫生健康管理部门或民政部门注册登记的居家社区中医药特色医养结合机构，提供基本医养结合服务，提供中医药健康服务，愿意参加并配合本次研究。

2. 机构排除标准

未在卫生健康管理部门或民政部门注册登记，非居家社区中医药特色医养结合机构，不愿意参加本次研究。

3. 机构的确定

本研究在河南省及5个样本地市卫生健康管理部门负责老龄健康工作人员、民政部门负责养老服务工作人员和行业专家推荐、文献报道、实地调查的基础上，综合考虑居家社区中医药特色医养结合服务开展情况较好、运行稳定的机构，根据机构纳入和排除标准，采用典型抽样法，在每个样本地市选择3个区（县）、每个区（县）选择2家居家社区中医药特色医养结合机构，共确定30家机构作为样本机构展开调查。同时，综合考虑开展情况、运行状况等因素，从调查的30家机构进一步聚焦于5个地市9个区（县）的10家机构展开研究。由于10家机构不希望暴露名称，故用"机构所在地市首字母+序号"代替，即Z1、Z2、L3、L4、N5、N6、X7、X8、K9、K10。

二、数据收集方式

2022年12月～2023年1月，研究小组深入10家居家社区中医药特色医养结合机构进行调查，通过实地查看、问卷调查和半结构式访谈等方式，确保收集数据的真实可靠性。

（一）实地查看

研究小组分别深入 10 家居家社区中医药特色医养结合机构，通过现场查阅资料，了解其服务内容、服务流程和服务收费情况等。

（二）问卷调查

1. 调查问卷发放范围

（1）居家社区中医药特色医养结合机构

对 10 家居家社区中医药特色医养结合机构发放调查问卷，由其负责人填写，填写完成后，研究小组逐项核对调查问卷填写内容，如发现与资料不符的内容，与机构负责人进行确认并修正。

（2）工作人员样本人群

1）纳入标准

居家社区中医药特色医养结合机构正式工作人员；在机构工作时间 ≥ 3 个月；对本次调查知情同意并愿意配合完成调查。

2）排除标准

居家社区中医药特色医养结合机构实习、试用期人员；不愿意配合完成本次调查的工作人员。

3）样本量估计

工作人员满意度调查问卷共设置了 13 个题项，将样本量确定为问卷条目数的 10 倍，即 130，同时考虑不可预见因素的影响，最终将工作人员的最低样本量确定为 200。

（3）老年人样本人群

1）纳入标准

年龄 ≥ 60 周岁；能够正常交流；社区常住对象（最近一年内在居家社区中医药特色医养结合机构所属社区累计居住时间 ≥ 3 个月）；2022 年

6月以来在该机构接受过或正在接受中医药特色医养结合服务；对本次调查知情同意，并且愿意全程配合完成调查。

2）排除标准

有精神障碍或智力障碍无法配合完成调查；经医务人员诊断，健康状况不适宜开展调查；由于暂时不在居住地、不愿意配合等其他原因无法完成调查。

3）样本量估计

截至2022年底，河南省常住人口9872万人，其中60岁及以上人口1862万人，占总人口的18.9%。依据样本量计算公式计算老年人样本人群数量，如样本量计算出现小数，这时样本量不按四舍五入法取整数，而是取比这个数大的最小整数，计算公式如下：

$$n = \frac{N Z_{a/2}^2 P(1-P)}{N \Delta_p^2 + N Z_{a/2}^2 P(1-P)}$$

式中，N 为河南省60岁及以上老年人数，Δ_p 为抽样极限误差，$Z_{a/2}$ 为在标准正态分布中概率对应的随机变量值，P 为总体的真正比例。本研究希望置信度为95%，$\Delta_p = \pm 0.05$，$Z_{a/2} = 1.96$，$P = 0.5$。

代入公式计算所需老年人样本量为：$n = \frac{18620000 \times 1.96^2 \times 0.5^2}{18620000 \times 0.05^2 + 1.96^2 \times 0.5^2} =$ 385（人），同时考虑不可预见因素的影响，将老年人的最低样本量确定为450人。

2. 调查问卷的发放

本研究主要采用现场发放的形式完成问卷调查，即研究小组提前与居家社区中医药特色医养结合机构负责人预约，并组织工作人员和老年人进行问卷调查。研究小组按照约定的时间到达机构，将纸质调查问卷分别发放给机构负责人、机构工作人员和老年人，由他们现场填写，对于无法独立完成的工作人员和老年人，由调查小组人员代为填写，填写完成后收回。

3. 调查问卷的回收

调查问卷发放与回收的数据统计结果见表 5-2。

表 5-2 问卷发放与回收统计

问卷类别	发放数量	回收情况			
		回收数量	回收率（%）	有效问卷	
				数量	有效回收率（%）
样本机构调查问卷	10	10	100.00	10	100.00
工作人员调查问卷	264	253	95.83	232	87.88
老年人调查问卷	800	685	85.63	627	78.38

注：回收率 = 问卷回收数量 / 问卷发放数量 ×100%；有效回收率 = 有效问卷数量 / 问卷发放数量 ×100%。

（1）样本机构调查问卷的回收

本研究共发放《居家社区中医药特色医养结合机构基本情况调查问卷》10 份，回收 10 份，有效问卷 10 份，有效回收率 100%。

（2）工作人员调查问卷的回收

本研究共发放《居家社区中医药特色医养结合机构工作人员满意度调查问卷》264 份，每家机构 60 份，工作人员不满 60 人的全部纳入；回收 253 份，有效问卷 232 份，有效回收率 87.88%。调查问卷的克朗巴哈系数为 0.947，KMO 值为 0.943，Bartlett 球形检验显著性为 0，具有较好的信度和效度。

（3）老年人调查问卷的回收

本研究共发放《居家社区中医药特色医养结合的服务需求、利用及满意度调查问卷》800 份，每家机构 80 份，其中男性、女性各 40 份，不同性别 60 ～ 64 岁、65 ～ 69 岁、70 ～ 74 岁、75 ～ 79 岁、80 岁及以上各 8 份，回收 685 份，有效问卷 627 份，有效回收率 78.38%。

10 家机构回收的老年人调查有效问卷中，男性最少是 35 份、女性最少是 33 份；男性各年龄阶段最少分别是 5 份、5 份、6 份、7 份、5 份，女性各年龄阶段最少分别是 5 份、5 份、5 份、6 份、5 份。因此采用随机抽样法，对不同性别各年龄段大于 5 份的有效问卷进行抽样，最终确定在每家机构接受过服务的老年人有效问卷数量为 50 份，其中男性、女性各 25 份，不同性别 60～64 岁、65～69 岁、70～74 岁、75～79 岁、80 岁及以上各 5 份，共纳入有效问卷 500 份。500 份有效问卷中，服务需求的克朗巴哈系数为 0.785，KMO 值为 0.730，Bartlett 球形检验显著性为 0；服务利用的克朗巴哈系数、KMO 值、Bartlett 球形检验显著性分别为 0.798、0.772、0；服务满意度的克朗巴哈系数、KMO 值、Bartlett 球形检验显著性分别为 0.95、0.846、0，均具有较好的信效度。

三、半结构式访谈

（一）机构负责人访谈

对 10 家居家社区中医药特色医养结合机构负责人进行深度访谈，主要了解机构成立时间、服务模式、服务内容、服务流程，合作伙伴数量及合作形式、合作内容、合作机制、机构在合作网络中的地位和作用，机构工作人员的薪酬待遇、工作强度、工作满意度，机构所在社区老年人数量、2022 年 6 月以来在该机构接受过服务或正在接受服务的老年人数量，上级政策、资金支持情况，机构面临的最大困难和突出问题、解决问题的关键，具体访谈提纲见附录 7。

（二）工作人员访谈

在每家居家社区中医药特色医养结合机构选择 3 位工作人员进行深度访谈，访谈内容主要包括其到该机构工作的时间、选择此工作的主要原因，每周工作时间、工作强度、月收入情况，职称、职务晋升、培训情况，老年人的认可度、工作满意度，以及提升服务质量的对策，具体访谈提纲见附录 8。

（三）老年人访谈

在每家居家社区中医药特色医养结合服务机构选择 5 位倾诉意愿高、沟通能力强，并且 2022 年 6 月以来在该机构接受过或正在接受服务、服务体验极好或极差的老年人进行深度访谈，访谈内容主要包括老年人的人口学特征，对居家社区中医药特色医养结合服务内容、服务收费、服务距离、服务质量等的需求，以及居家社区中医药特色医养结合的优点、不足与建议，具体访谈提纲见附录 9。

（四）政府部门相关人员访谈

对河南省卫生健康管理部门、民政部门和人社部门相关人员进行深度访谈，了解河南省对居家社区中医药特色医养结合的支持程度，以及河南省居家社区中医药特色医养结合的发展现状、存在问题和拟采取的政策措施等，具体访谈提纲见附录 10 ～ 12。

第三节　实证研究结果与分析

一、样本描述性分析

（一）样本机构特征的描述性分析

10 家居家社区中医药特色医养结合机构中，开展医养结合时间大于 3 年小于等于 7 年的有 4 家（40%）；机构性质为民办民营的有 7 家（70%）；所有权归属为社会资本的有 7 家（70%）；床位总数为 50 张及以下的有 4 家（40%）；床位使用率为 50% 以上的有 5 家（50%），见表5-3。

表5-3　10家居家社区中医药特色医养结合机构的特征

项目	指标	频次	比重（%）
开展医养结合时间	小于等于3年	3	30.00
	大于3年小于等于7年	4	40.00
	大于7年	3	30.00
机构性质	公办公营	1	10.00
	民办民营	7	70.00
	公私合作	2	20.00
所有权归属	政府	3	30.00
	社会资本	7	70.00
床位总数	50张及以下	4	40.00
	51～150张	2	20.00
	151张及以上	4	40.00
床位使用率	30%及以下	2	20.00
	大于31%小于等于50%	3	30.00
	50%以上	5	50.00

（二）工作人员人口学特征的描述性分析

232名工作人员调查对象中，女性184人（79.31%）；31～40岁81人（34.91%）；汉族226人（97.41%）；大专学历87人（37.5%）；工作年限大于1年小于等于2年73人（31.47%）；一般工作人员187人（80.6%）；护士81人（34.91%）；不具有中医药背景150人（64.66%），见表5-4。

表5-4　居家社区中医药特色医养结合机构工作人员的人口学特征

项目	指标	频次（人）	比重（%）
性别	男	48	20.69
	女	184	79.31

续表

年龄	30 岁及以下	54	23.28
	31～40 岁	81	34.91
	41～50 岁	68	29.31
	51～60 岁	29	12.50
民族	汉族	226	97.41
	少数民族	6	2.59
学历	高中/中专及以下	72	31.03
	大专	87	37.50
	本科及以上	73	31.47
在该机构工作年限	小于等于 1 年	56	24.14
	大于 1 年小于等于 2 年	73	31.47
	大于 2 年小于等于 4 年	52	22.41
	大于 4 年	51	21.98
职务	一般工作人员	187	80.60
	基层管理人员	15	6.47
	中层管理人员	23	9.91
	高层管理人员	7	3.02
岗位类别	管理人员	18	7.76
	执业医师	43	18.53
	护士	81	34.91
	康复技师	17	7.32
	养老护理员	51	21.98
	其他工作人员	22	9.48
是否具有中医药背景	是	82	35.34
	否	150	64.66

（三）老年人人口学特征的描述性分析

500 名老年人调查对象中，男性、女性各 250 人（分别占 50%）；60～64 岁、65～69 岁、70～74 岁、75～79 岁、80 岁及以上各 100

人（分别占 20%）；城市户口 338 人（67.6%）；汉族 483 人（96.6%）；初中学历 146 人（29.2%）；退休前职业为企业工作人员 165 人（33%）；已婚 313 人（62.6%）；子女数量 2 人 226 人（45.2%）；与配偶同住 199 人（39.8%）；家庭年收入 3～5 万元 141 人（28.2%）；经济来源为养老金 335 人（67%）；参加城镇职工医疗保险 279 人（55.8%）；患有慢性病 375 人（75%）；生活自理情况正常 293 人（58.6%）；健康状况一般 181 人（36.2%），见表 5-5。

表 5-5 老年人的人口学特征

项目	指标	频次	比重（%）
性别	男	250	50.00
	女	250	50.00
年龄	60～64 岁	100	20.00
	65～69 岁	100	20.00
	70～74 岁	100	20.00
	75～79 岁	100	20.00
	80 岁及以上	100	20.00
户口类型	城市户口	338	67.60
	农村户口	162	32.40
民族	汉族	483	96.60
	少数民族	17	3.40
学历	从未上过学	41	8.20
	小学	123	24.60
	初中	146	29.20
	高中 / 中专	140	28.00
	大专及以上	50	10.00
退休前职业	企业工作人员	165	33.00
	农民	139	27.80
	教师	30	6.00
	政府部门工作人员	26	5.20
	军人	7	1.40

续表

退休前职业	医务人员	14	2.80
	其他	119	23.80
婚姻状况	未婚	3	0.60
	已婚	313	62.60
	离婚	24	4.80
	丧偶	160	32.00
子女数量	0 人	5	1.00
	1 人	109	21.80
	2 人	226	45.20
	3 人	135	27.00
	＞3 人	25	5.00
居住方式	与配偶和子女同住	114	22.80
	与配偶同住	199	39.80
	与子女同住	56	11.20
	独自居住	56	11.20
	入住养老机构	75	15.00
家庭年收入	2 万元以下	103	20.60
	2～3 万元	124	24.80
	3～5 万元	141	28.20
	5～8 万元	73	14.60
	8 万元以上	59	11.80
经济来源（多选）	养老金	335	67.00
	子女补贴	264	52.80
	亲友资助	10	2.00
	其他补贴	69	13.80
医疗保险（不定项选择）	未参与任何医疗保险	4	0.80
	城镇职工医疗保险	279	55.80
	城乡居民医疗保险	215	43.00
	商业医疗保险	3	0.60

续表

患慢性病情况	健康，无慢性病	125	25.00
	患有慢性病	375	75.00
生活自理情况	正常	293	58.60
	轻度依赖	91	18.20
	中度依赖	71	14.20
	重度依赖	45	9.00
健康状况	很不好	18	3.60
	不好	63	12.60
	一般	181	36.20
	好	130	26.00
	很好	108	21.60

二、样本的一般结果

（一）居家社区中医药特色医养结合机构基础数据

在实地查看和对机构负责人进行问卷调查的基础上，收集机构相关数据形成了居家社区中医药特色医养结合服务绩效评价指标体系 29 项指标中 26 项指标的基础数据。

（二）居家社区中医药特色医养结合机构工作人员满意度

利用公式计算每家居家社区中医药特色医养结合机构工作人员满意度平均值：

$$工作人员满意度平均值 = \frac{\sum_{i=1}^{n} 每位工作人员各项满意度得分之和 / 打分项目数}{n}$$

式中，$i = 1, 2, \cdots, n$，n 表示参与打分的工作人员数。

通过计算，得出每家居家社区中医药特色医养结合机构工作人员满意度平均值。

（三）居家社区中医药特色医养结合服务需求、利用及满意度

1. 居家社区中医药特色医养结合服务需求及利用情况

将有需求、非常有需求视为"有需求"，一般、没有需求、完全没有需求视为"无需求"，老年人对居家社区中医药特色医养结合服务需求度排在前3位的依次是基本医疗卫生服务（91.6%）、中医养生保健指导（91%）和中医健康教育（85.4%），需求度最低的是非药物疗法中医康复护理服务（65.6%）；服务利用度排在前3位的依次是基本医疗卫生服务（82.8%）、中医养生保健指导（77%）和居家社区养老服务（71.8%），利用度最低的同为非药物疗法中医康复护理服务（43.2%），见表5-6。

表5-6　居家社区中医药特色医养结合服务需求及利用情况

服务内容	服务需求情况			服务利用情况		
	有需求（人）	无需求（人）	需求度（%）	接受过（人）	未接受过（人）	利用度（%）
居家社区养老服务	424	76	84.80	359	141	71.80
基本医疗卫生服务	458	42	91.60	414	86	82.80
中医健康教育	427	73	85.40	351	149	70.20
中医健康档案建档	417	83	83.40	332	168	66.40
中医健康档案动态管理	360	140	72.00	331	169	66.20
中医养生保健指导	455	45	91.00	385	115	77.00
中医诊疗服务	425	75	85.00	315	185	63.00
非药物疗法中医康复护理服务	328	172	65.60	216	284	43.20

2. 居家社区中医药特色医养结合服务满意度

利用公式分别计算在每家居家社区中医药特色医养结合机构接受过服务或正在接受服务的老年人满意度和自评生活质量提升情况平均值：

$$老年人满意度平均值 = \frac{\sum_{i'=1}^{n'} 接受过的服务项目满意度之和 / 打分项目数}{n'}$$

$$老年人自评生活质量提升情况平均值 = \frac{\sum_{i'=1}^{n'} 自评生活质量提升情况得分}{n'}$$

以上公式中，$i'=1$，2，$\cdots$，n'，n' 表示参与打分的老年人数。

通过计算，得出老年人满意度和自评生活质量提升情况平均值。

三、居家社区中医药特色医养结合服务绩效评价

（一）建立原始数据矩阵

将 10 家机构的各指标评价数值作为行向量，行向量分别对应三级指标的 C1 ～ C29；10 家机构同一项指标评价数值作为列向量，列向量对应的机构依次为 Z1、Z2、L3、L4、N5、N6、X7、X8、K9、K10，建立居家社区中医药特色医养结合服务绩效评价原始矩阵：$X = x_{nm} = x_{10 \times 29}$，具体如下：

$$
X = \begin{vmatrix}
5.00 & 5.00 & 4.00 & 2346.93 & 3.50 & 5.00 & 5.00 & 5.00 & 5.00 & 5.00 & 5.00 & 5.00 & 15 & 3 & 85.60 \\
4.00 & 5.00 & 4.00 & 7950.00 & 3.00 & 4.00 & 4.00 & 4.00 & 5.00 & 5.00 & 5.00 & 5.00 & 8 & 2 & 100.00 \\
4.00 & 1.00 & 2.00 & 45.60 & 1.83 & 4.00 & 4.00 & 3.00 & 3.00 & 4.00 & 4.00 & 3.00 & 3 & 1 & 100.00 \\
4.00 & 4.00 & 3.00 & 218.00 & 2.67 & 5.00 & 5.00 & 5.00 & 5.00 & 1.00 & 1.00 & 1.00 & 1 & 0 & 66.25 \\
4.00 & 4.00 & 2.00 & 418.20 & 3.00 & 4.00 & 4.00 & 4.00 & 4.00 & 3.00 & 2.00 & 2.00 & 5 & 1 & 100.00 \\
5.00 & 5.00 & 2.00 & 360.00 & 3.00 & 4.00 & 4.00 & 5.00 & 4.00 & 4.00 & 3.00 & 2.00 & 3 & 2 & 0.00 \\
2.00 & 2.00 & 3.00 & 30.00 & 3.00 & 4.00 & 4.00 & 3.00 & 3.00 & 5.00 & 1.50 & 1.50 & 3 & 2 & 51.99 \\
5.00 & 5.00 & 2.00 & 1530.70 & 3.00 & 4.00 & 4.00 & 5.00 & 5.00 & 5.00 & 4.00 & 2.50 & 8 & 3 & 44.32 \\
4.00 & 3.00 & 1.00 & 111.00 & 2.33 & 4.00 & 4.00 & 4.00 & 4.00 & 4.00 & 3.00 & 2.50 & 1 & 1 & 40.00 \\
3.00 & 2.00 & 2.00 & 2250.00 & 3.00 & 4.00 & 4.00 & 4.00 & 4.00 & 4.00 & 2.00 & 1.50 & 2 & 2 & 0.00 \\
\end{vmatrix}
$$

100.00	3500	100.00	100.00	100.00	100.00	5.00	11265	4.82	100.00	100.00	5.00	4.77	4.71
61.14	2993	36.00	36.99	81.94	62.12	4.00	10405	4.76	87.90	87.90	5.00	4.67	4.60
100.00	320	60.00	60.00	60.01	50.00	3.00	3598	4.24	79.82	79.99	3.00	4.37	4.14
0.00	0	5.67	6.40	9.20	9.67	2.67	835	4.50	99.28	99.40	3.00	4.17	4.15
22.73	0	71.71	75.58	91.29	87.14	3.67	2580	4.44	100.00	100.00	5.00	4.52	4.16
0.00	36	23.53	16.25	37.21	63.16	4.00	980	4.36	100.00	100.00	5.00	4.53	4.24
11.35	56	21.77	29.99	22.37	28.92	2.33	1689	4.60	91.42	100.00	5.00	4.64	4.58
33.12	0	78.13	88.92	67.34	43.17	2.00	4376	4.02	97.51	97.12	5.00	4.16	4.48
100.00	800	45.00	38.46	40.00	37.50	4.33	5000	4.20	100.00	80.00	3.00	4.20	3.58
0.00	200	0.00	0.00	76.92	100.00	4.40	800	4.40	100.00	100.00	5.00	4.40	4.21

（二）对原始数据矩阵中的各指标进行归一化处理

原始数据矩阵 X 指标值均为高优指标，不需进行绩效评价指标的同趋势化处理。由于上述各指标量纲不统一，本研究采用以下公式对各指标原始数据矩阵 X 中的指标值进行"平方和归一化"处理。

$$a_{nm} = \frac{x_{nm}}{\sqrt{\sum_{j=1}^{n} x_{nm}^2}}$$

式中，x_{nm} 表示第 n 个评价对象在第 m 项指标的数值；$j = 1$，2，$\cdots$，n；n 表示评价对象数。

例如，机构 Z1 的 C1 指标对应的值 x_{11}，其归一化值的计算方法如下：

$$a_{11} = \frac{x_{11}}{\sqrt{\sum_{j=1}^{10}(x_{n1})^2}} = \frac{5.00}{\sqrt{5.00^2 + 4.00^2 + \cdots + 3.00^2}} \approx 0.3858$$

其他指标对应值归一化值的计算方法类同，逐项计算后得到归一化矩阵，具体如下：

$$
A =
\begin{bmatrix}
0.3858 & 0.4082 & 0.4438 & 0.2684 & 0.3861 & 0.3571 & 0.3492 & 0.3553 & 0.3618 \\
0.3086 & 0.4082 & 0.4438 & 0.9090 & 0.3310 & 0.2857 & 0.2794 & 0.2843 & 0.3618 \\
0.3086 & 0.0816 & 0.2774 & 0.0052 & 0.2023 & 0.2857 & 0.2794 & 0.2132 & 0.2171 \\
0.3086 & 0.3266 & 0.3328 & 0.0249 & 0.2942 & 0.3571 & 0.3492 & 0.3553 & 0.3618 \\
0.3086 & 0.3266 & 0.2774 & 0.0478 & 0.3310 & 0.2857 & 0.2794 & 0.2843 & 0.2894 \\
0.3858 & 0.4082 & 0.2219 & 0.0412 & 0.3310 & 0.3571 & 0.3492 & 0.3553 & 0.3618 \\
0.1543 & 0.1633 & 0.3328 & 0.0034 & 0.3310 & 0.3571 & 0.3492 & 0.3553 & 0.2171 \\
0.3858 & 0.4082 & 0.2774 & 0.1750 & 0.3310 & 0.2857 & 0.3492 & 0.3553 & 0.3618 \\
0.3086 & 0.2449 & 0.1664 & 0.0127 & 0.2574 & 0.2857 & 0.2794 & 0.2843 & 0.2894 \\
0.2315 & 0.1633 & 0.2774 & 0.2573 & 0.3310 & 0.2857 & 0.2794 & 0.2843 & 0.2894 \\
\end{bmatrix}
$$

$$
\begin{bmatrix}
0.3553 & 0.4319 & 0.5077 & 0.7399 & 0.4932 & 0.3908 & 0.5309 & 0.7463 & 0.5849 & 0.5655 \\
0.3553 & 0.4319 & 0.5077 & 0.3946 & 0.3288 & 0.4565 & 0.3246 & 0.6382 & 0.2106 & 0.2092 \\
0.2843 & 0.3455 & 0.3046 & 0.1480 & 0.1644 & 0.4565 & 0.5309 & 0.0682 & 0.3510 & 0.3393 \\
0.3553 & 0.0864 & 0.1015 & 0.0493 & 0.0000 & 0.3024 & 0.0000 & 0.0000 & 0.0332 & 0.0362 \\
0.2843 & 0.2592 & 0.2031 & 0.2466 & 0.1644 & 0.4565 & 0.1207 & 0.0000 & 0.4195 & 0.4274 \\
0.3553 & 0.1728 & 0.4061 & 0.1480 & 0.3288 & 0.0000 & 0.0000 & 0.0077 & 0.1376 & 0.0919 \\
0.2132 & 0.4319 & 0.1523 & 0.1480 & 0.3288 & 0.2373 & 0.0603 & 0.0119 & 0.1273 & 0.1696 \\
0.3553 & 0.3455 & 0.2538 & 0.3946 & 0.4932 & 0.2023 & 0.1758 & 0.0000 & 0.4570 & 0.5028 \\
0.2843 & 0.2592 & 0.2538 & 0.0493 & 0.1644 & 0.1826 & 0.5309 & 0.1706 & 0.2632 & 0.2175 \\
0.2843 & 0.1728 & 0.1523 & 0.0987 & 0.3288 & 0.0000 & 0.0000 & 0.0426 & 0.0000 & 0.0000 \\
\end{bmatrix}
$$

0.4841	0.4871	0.4494	0.6460	0.3433	0.3300	0.3336	0.3518	0.3391	0.3467
0.3967	0.3026	0.3595	0.5967	0.3390	0.2901	0.2933	0.3518	0.3320	0.3386
0.2905	0.2436	0.2696	0.2063	0.3020	0.2634	0.2669	0.2111	0.3107	0.3047
0.0445	0.0471	0.2397	0.0479	0.3205	0.3276	0.3316	0.2111	0.2965	0.3055
0.4419	0.4245	0.3296	0.1480	0.3162	0.3300	0.3336	0.3518	0.3214	0.3062
0.1801	0.3077	0.3595	0.0562	0.3105	0.3300	0.3336	0.3518	0.3221	0.3121
0.1083	0.1409	0.2097	0.0969	0.3276	0.3017	0.3336	0.3518	0.3299	0.3371
0.3260	0.2103	0.1798	0.2510	0.2863	0.3218	0.3240	0.3518	0.2958	0.3298
0.1936	0.1827	0.3895	0.2867	0.2991	0.3300	0.2669	0.2111	0.2986	0.2635
0.3724	0.4871	0.2696	0.0459	0.3134	0.3300	0.3336	0.3518	0.3128	0.3099

（三）构建加权的数据矩阵

由于 29 项指标均有相应的权重，因此需要构建加权的数据矩阵。依据本研究第四章第四节表 4-18 确定的三级指标组合权重，对归一化矩阵值分别进行加权处理，得到加权后的数据矩阵，具体如下：

$$B = \begin{array}{cccccccccc} 0.0140 & 0.0074 & 0.0127 & 0.0077 & 0.0110 & 0.0060 & 0.0038 & 0.0024 & 0.0048 \\ 0.0112 & 0.0074 & 0.0127 & 0.0260 & 0.0095 & 0.0048 & 0.0030 & 0.0019 & 0.0048 \\ 0.0112 & 0.0015 & 0.0079 & 0.0001 & 0.0058 & 0.0048 & 0.0030 & 0.0015 & 0.0029 \\ 0.0112 & 0.0059 & 0.0095 & 0.0007 & 0.0084 & 0.0060 & 0.0038 & 0.0024 & 0.0048 \\ 0.0112 & 0.0059 & 0.0079 & 0.0014 & 0.0095 & 0.0048 & 0.0030 & 0.0019 & 0.0038 \\ 0.0140 & 0.0074 & 0.0063 & 0.0012 & 0.0095 & 0.0060 & 0.0038 & 0.0024 & 0.0048 \\ 0.0056 & 0.0030 & 0.0095 & 0.0001 & 0.0095 & 0.0060 & 0.0038 & 0.0024 & 0.0029 \\ 0.0140 & 0.0074 & 0.0079 & 0.0050 & 0.0095 & 0.0048 & 0.0038 & 0.0024 & 0.0048 \\ 0.0112 & 0.0045 & 0.0048 & 0.0004 & 0.0074 & 0.0048 & 0.0030 & 0.0019 & 0.0038 \\ 0.0084 & 0.0030 & 0.0079 & 0.0074 & 0.0095 & 0.0048 & 0.0030 & 0.0019 & 0.0038 \end{array}$$

0.0047	0.0025	0.0078	0.0031	0.0044	0.0103	0.0140	0.0394	0.0070	0.0034
0.0047	0.0025	0.0078	0.0016	0.0029	0.0121	0.0086	0.0337	0.0025	0.0012
0.0038	0.0020	0.0047	0.0006	0.0015	0.0121	0.0140	0.0036	0.0042	0.0020
0.0047	0.0005	0.0016	0.0002	0.0000	0.0080	0.0000	0.0000	0.0004	0.0002
0.0038	0.0015	0.0031	0.0010	0.0015	0.0121	0.0032	0.0000	0.0050	0.0025
0.0047	0.0010	0.0063	0.0006	0.0029	0.0000	0.0000	0.0004	0.0016	0.0005
0.0028	0.0025	0.0024	0.0006	0.0029	0.0063	0.0016	0.0006	0.0015	0.0010
0.0047	0.0020	0.0039	0.0016	0.0044	0.0053	0.0046	0.0000	0.0054	0.0030
0.0038	0.0015	0.0039	0.0002	0.0015	0.0048	0.0140	0.0090	0.0031	0.0013
0.0038	0.0010	0.0024	0.0004	0.0029	0.0000	0.0000	0.0023	0.0000	0.0000

0.0171	0.0343	0.0075	0.0321	0.0171	0.0094	0.0038	0.0064	0.0262	0.0134
0.0140	0.0213	0.0060	0.0297	0.0169	0.0083	0.0034	0.0064	0.0257	0.0131
0.0102	0.0172	0.0045	0.0103	0.0150	0.0075	0.0031	0.0038	0.0240	0.0118
0.0016	0.0033	0.0040	0.0024	0.0159	0.0093	0.0038	0.0038	0.0229	0.0118
0.0156	0.0299	0.0055	0.0074	0.0157	0.0094	0.0038	0.0064	0.0249	0.0118
0.0063	0.0217	0.0060	0.0028	0.0154	0.0094	0.0038	0.0064	0.0249	0.0121
0.0038	0.0099	0.0035	0.0048	0.0163	0.0086	0.0038	0.0064	0.0255	0.0130
0.0115	0.0148	0.0030	0.0125	0.0142	0.0092	0.0037	0.0064	0.0229	0.0128
0.0068	0.0129	0.0065	0.0143	0.0149	0.0094	0.0031	0.0038	0.0231	0.0102
0.0131	0.0343	0.0045	0.0023	0.0156	0.0094	0.0038	0.0064	0.0242	0.0120

（四）找出最优向量和最劣向量

根据加权后数据矩阵中的数据，通过对 29 项指标的筛选，得到各项指标的最优向量 B^+ 和最劣向量 B^-。

$B^+ = (0.0140, 0.0074, 0.0127, 0.0260, 0.0110, 0.0060, 0.0038, 0.0024,$
$\quad 0.0048, 0.0047, 0.0025, 0.0078, 0.0031, 0.0044, 0.0121, 0.0140,$
$\quad 0.0394, 0.0070, 0.0034, 0.0171, 0.0343, 0.0075, 0.0321, 0.0171,$
$\quad 0.0094, 0.0038, 0.0064, 0.0262, 0.0134)$

$B^- = (0.0056, 0.0015, 0.0048, 0.0001, 0.0058, 0.0048, 0.0030, 0.0015,$
$\quad 0.0029, 0.0028, 0.0005, 0.0016, 0.0002, 0.0000, 0.0000, 0.0000,$
$\quad 0.0000, 0.0000, 0.0000, 0.0016, 0.0033, 0.0030, 0.0023, 0.0142,$
$\quad 0.0075, 0.0031, 0.0038, 0.0229, 0.0102)$

（五）计算各机构与最优方案和最劣方案的距离

综合 29 项评价指标值，运用以下公式分别计算 10 家居家社区中医药特色医养结合机构距 B^+ 和 B^- 的距离 D_n^+、D_n^-。

$$D_n^+ = \sqrt{\sum_{k=1}^{m}(b_{nm}^+ - b_{nm})^2}$$

$$D_n^- = \sqrt{\sum_{k=1}^{m}(b_{nm}^- - b_{nm})^2}$$

式中，D_n^+ 表示第 n 个评价对象与最优方案的距离。D_n^- 表示第 n 个评价对象与最劣方案的距离。$k=1$，2，…，m；m 表示指标数。

例如机构 Z1：

$$D_1^+ = \sqrt{\sum_{k=1}^{m}(b_{nm}^+ - b_{nm})^2} = \sqrt{(0.0140-0.0140)^2 + \cdots + (0.0134-0.0134)^2} \approx 0.0184$$

$$D_1^- = \sqrt{\sum_{k=1}^{m}(b_{nm}^- - b_{nm})^2} = \sqrt{(0.0056-0.0140)^2 + \cdots + (0.0102-0.0134)^2} \approx 0.0664$$

其他 9 家机构的 D_n^+ 和 D_n^- 值计算方法类同，逐一计算后得到 10 家机构的 D_n^+ 和 D_n^- 值。

（六）各机构与最优方案的接近程度及排序结果

根据以下公式分别计算各机构服务绩效与最优方案的接近程度。

$$C_n = \frac{D_n^-}{D_n^+ + D_n^-}$$

如机构 Z1：

$$C_n = \frac{D_1^-}{D_1^+ + D_1^-} = \frac{0.0664}{0.0184+0.0664} \approx 0.7830$$

其他 9 家机构的计算方法类同，逐一计算后得到 10 家机构的 C_n 值，并按 C_n 值大小进行排序，C_n 值越大，表示该机构的服务绩效越好；反之，C_n 值越小，表示该机构的服务绩效越差。

从 C_n 值来看，机构 Z1 的服务绩效最优，C_n 值是 0.783，排名第 1；机构 L4 在 10 家机构中服务绩效最差，C_n 值是 0.1574，与机构 Z1 的差值是 0.6256，见表 5-7。

表 5-7　居家社区中医药特色医养结合服务绩效 TOPSIS 评价结果

机构	D_n^+	D_n^-	C_n	排序
Z1	0.0184	0.0664	0.7830	1
Z2	0.0171	0.0592	0.7759	2
L3	0.0542	0.0279	0.3398	5

L4	0.0685	0.0128	0.1574	10
N5	0.0548	0.0350	0.3898	3
N6	0.0610	0.0236	0.2790	8
X7	0.0639	0.0133	0.1723	9
X8	0.0549	0.0251	0.3138	7
K9	0.0519	0.0255	0.3295	6
K10	0.0564	0.0349	0.3823	4

四、居家社区中医药特色医养结合服务绩效一级指标横向比较分析

为进一步分析一级指标对服务绩效的影响，本研究继续采用 TOPSIS 法，分别对服务结构、服务过程和服务结果 3 项一级指标进行横向比较排序，以此分析 3 项一级指标在不同机构服务绩效之间的差异，查找不同机构自身存在的问题和不足，为针对性提出绩效提升策略奠定基础。

（一）服务结构

在服务结构绩效方面，机构 Z2 ＞机构 Z1 ＞机构 X8 ＞机构 K10 ＞机构 N6 ＞机构 L4 ＞机构 N5 ＞机构 K9 ＞机构 L3 ＞机构 X7。服务结构绩效最优的是机构 Z2，值为 0.8879，排名第 1；其次是机构 Z1，值为 0.4665，排名第 2；再次是机构 X8，值为 0.3666，排名第 3；机构 X7 的服务结构绩效最差，值为 0.1871，见表 5-8。

表 5-8　居家社区中医药特色医养结合服务结构 TOPSIS 评价结果

机构	D_n^+	D_n^-	C_n	排序
Z1	0.0183	0.0160	0.4665	2
Z2	0.0036	0.0285	0.8879	1
L3	0.0276	0.0064	0.1882	9

L4	0.0258	0.0092	0.2629	6
N5	0.0254	0.0088	0.2573	7
N6	0.0257	0.0112	0.3035	5
X7	0.0278	0.0064	0.1871	10
X8	0.0216	0.0125	0.3666	3
K9	0.0274	0.0066	0.1941	8
K10	0.0206	0.0093	0.3110	4

（二）服务过程

在服务过程绩效方面，机构 Z1 ＞机构 Z2 ＞机构 N5 ＞机构 K10 ＞机构 L3 ＞机构 K9 ＞机构 N6 ＞机构 X8 ＞机构 X7 ＞机构 L4。服务过程绩效最优的是机构 Z1，值为 0.9708，排名第 1；其次是机构 Z2，值为 0.7267，排名第 2；再次是机构 N5，值为 0.4425；机构 L4 的服务过程绩效最差，值为 0.1313，见表 5–9。

表 5–9　居家社区中医药特色医养结合服务过程 TOPSIS 评价结果

机构	D_n^+	D_n^-	C_n	排序
Z1	0.0017	0.0566	0.9708	1
Z2	0.0164	0.0436	0.7267	2
L3	0.0408	0.0257	0.3865	5
L4	0.0556	0.0084	0.1313	10
N5	0.0417	0.0331	0.4425	3
N6	0.0468	0.0200	0.2994	7
X7	0.0505	0.0104	0.1708	9
X8	0.0460	0.0189	0.2912	8
K9	0.0400	0.0210	0.3443	6
K10	0.0429	0.0333	0.4370	4

（三）服务结果

在服务结果绩效方面，机构 Z1 ＞机构 Z2 ＞机构 K9 ＞机构 X8 ＞机构 L3 ＞机构 N5 ＞机构 X7 ＞机构 N6 ＞机构 K10 ＞机构 L4。服务结果绩效最优的是机构 Z1，值为 1，排名第 1；其次是机构 Z2，值为 0.8978，排名第 2；再次是机构 K9，值为 0.4108，排名第 3；机构 L4 的服务结果绩效最差，值为 0.0843，见表 5–10。

表 5–10　居家社区中医药特色医养结合服务结果 TOPSIS 评价结果

机构	D_n^+	D_n^-	C_n	排序
Z1	0.0000	0.0308	1.0000	1
Z2	0.0032	0.0281	0.8978	2
L3	0.0225	0.0087	0.2788	5
L4	0.0304	0.0028	0.0843	10
N5	0.0250	0.0072	0.2236	6
N6	0.0295	0.0053	0.1523	8
X7	0.0277	0.0054	0.1631	7
X8	0.0207	0.0108	0.3429	4
K9	0.0185	0.0129	0.4108	3
K10	0.0301	0.0045	0.1301	9

对 10 家机构居家社区中医药特色医养结合服务绩效一级指标进行横向比较发现，在 3 项一级指标中，表现最好的是机构 Z1，其在服务过程、服务结果两项指标上均排名第 1，服务结构绩效排在第 2；其次是机构 Z2，其在服务结构指标上排名第 1，在服务过程、服务结果两项指标上均排名第 2；表现最差的是机构 L4，其在服务过程、服务结果两项指标上均排名第 10，在服务结构指标上仅排名第 6。

本章小结

本章首先将第四章构建的居家社区中医药特色医养结合服务绩效评价指标体系中的 29 项指标转化为 3 个问卷，分别是机构基本情况调查问卷，服务需求、利用及满意度调查问卷，机构工作人员满意度调查问卷。在此基础上，采用分群随机抽样法、简单随机抽样法和典型抽样法对 5 个地市 9 个区（县）的 10 家机构、232 名工作人员、500 名老年人样本数据进行实证研究。使用 TOPSIS 法对各机构的服务绩效进行评价，结果显示机构 Z1 的服务绩效最优，值是 0.783；其次是机构 Z2，值是 0.7759；再次是机构 N5，值是 0.3898；机构 L4 的服务绩效最差，值是 0.1574。同时，对 10 家机构服务绩效一级指标进行横向比较分析，结果显示在服务结构绩效方面，机构 Z2 ＞机构 Z1 ＞机构 X8 ＞机构 K10 ＞机构 N6 ＞机构 L4 ＞机构 N5 ＞机构 K9 ＞机构 L3 ＞机构 X7；在服务过程绩效方面，机构 Z1 ＞机构 Z2 ＞机构 N5 ＞机构 K10 ＞机构 L3 ＞机构 K9 ＞机构 N6 ＞机构 X8 ＞机构 X7 ＞机构 L4；在服务结果绩效方面，机构 Z1 ＞机构 Z2 ＞机构 K9 ＞机构 X8 ＞机构 L3 ＞机构 N5 ＞机构 X7 ＞机构 N6 ＞机构 K10 ＞机构 L4。

第六章 居家社区中医药特色医养结合服务绩效影响因素分析

居家社区中医药特色医养结合服务绩效的高低，在很大程度上影响了居家社区老年人的生活质量和健康水平，也影响着居家社区中医药特色医养结合的发展。因此，准确地了解居家社区中医药特色医养结合服务绩效的影响因素，有利于进一步优化居家社区中医药特色医养结合的资源配置，进而提升服务质量，满足居家社区老年人多样化、多层次中医药特色医养结合的服务需求。

第一节　三级指标障碍因子诊断

居家社区中医药特色医养结合服务绩效评价指标体系共包括29项三级指标，服务绩效是在29项评价指标共同作用下产生的结果，为探寻提升服务绩效的主要障碍因子，有必要对29项指标的障碍度进行测算和剖析。

一、三级指标因子障碍度分析

步骤一：根据加权的数据矩阵中的数值，使用以下公式计算指标偏离度。

$$I_{nm}=1-R'_{nm} \text{标准化值} =1-(x_{nm}-min)/(max-min)$$

式中，I_{nm} 为指标偏离度；R'_{nm} 表示某项指标的标准化值；x_{nm} 为原始数据；min 为所有评价对象在某项指标中的最小值；max 为所有评价对象在某项指标中的最大值。

如指标 x_{11}：

$I_{11} = 1 - R'_{11}$ 标准化值

$= 1 - (x_{11} - min) / (max - min)$

$= 1 - 1.0000 = 0.0000$

其他 28 项指标偏离度的计算方法类同，逐一计算后得到 29 项三级指标的 I_{nm} 值，见表 6-1。

表 6-1　居家社区中医药特色医养结合服务绩效评价三级指标偏离度

三级指标	Z1	Z2	L3	L4	N5	N6	X7	X8	K9	K10
C1	0.0000	0.3333	0.3333	0.3333	0.3333	0.0000	1.0000	0.0000	0.3333	0.6667
C2	0.0000	0.0000	1.0000	0.2500	0.2500	0.0000	0.7500	0.0000	0.5000	0.7500
C3	0.0000	0.0000	0.6000	0.4000	0.6000	0.8000	0.4000	0.6000	1.0000	0.6000
C4	0.7075	0.0000	0.9980	0.9763	0.9510	0.9583	1.0000	0.8105	0.9898	0.7197
C5	0.0000	0.0000	0.0000	0.0000	0.0000	0.0000	0.0000	0.0000	0.0000	0.0000
C6	0.0000	1.0000	1.0000	0.0000	1.0000	0.0000	0.0000	1.0000	1.0000	1.0000
C7	0.0000	1.0000	1.0000	0.0000	1.0000	0.0000	0.0000	0.0000	1.0000	1.0000
C8	0.0000	0.5000	1.0000	0.0000	0.5000	0.0000	0.0000	0.0000	0.5000	0.5000
C9	0.0000	0.0000	1.0000	0.0000	0.5000	0.0000	1.0000	0.0000	0.5000	0.5000
C10	0.0000	0.0000	0.5000	0.0000	0.5000	0.0000	1.0000	0.0000	0.5000	0.5000
C11	0.0000	0.0000	0.2500	1.0000	0.5000	0.7500	0.0000	0.2500	0.5000	0.7500
C12	0.0000	0.0000	0.5000	1.0000	0.7500	0.2500	0.8750	0.6250	0.6250	0.8750
C13	0.0000	0.5000	0.8571	1.0000	0.7143	0.8571	0.8571	0.5000	1.0000	0.9286
C14	0.0000	0.3333	0.6667	1.0000	0.6667	0.3333	0.3333	0.0000	0.6667	0.3333
C15	0.1440	0.0000	0.0000	0.3375	0.0000	1.0000	0.4801	0.5568	0.6000	1.0000
C16	0.0000	0.3886	0.0000	1.0000	0.7727	1.0000	0.8865	0.6688	0.0000	1.0000
C17	0.0000	0.1449	0.9086	1.0000	1.0000	0.9897	0.9840	1.0000	0.7714	0.9429
C18	0.0000	0.6400	0.4000	0.9433	0.2829	0.7647	0.7823	0.2187	0.5500	1.0000
C19	0.0000	0.6301	0.4000	0.9360	0.2442	0.8375	0.7001	0.1108	0.6154	1.0000
C20	0.0000	0.1989	0.4404	1.0000	0.0959	0.6915	0.8550	0.3597	0.6608	0.2542
C21	0.0000	0.4194	0.5535	1.0000	0.1424	0.4078	0.7869	0.6291	0.6919	0.0000
C22	0.0000	0.3333	0.6667	0.7778	0.4444	0.3333	0.8889	1.0000	0.2222	0.6667
C23	0.0000	0.0822	0.7326	0.9967	0.8299	0.9828	0.9151	0.6583	0.5987	1.0000

C24	0.0000	0.0750	0.7250	0.4000	0.4750	0.5750	0.2750	1.0000	0.7750	0.5250
C25	0.0000	0.5996	1.0000	0.0357	0.0000	0.0000	0.4252	0.1234	0.0000	0.0000
C26	0.0000	0.6047	1.0000	0.0300	0.0000	0.0000	0.0000	0.1439	0.9995	0.0000
C27	0.0000	0.0000	1.0000	1.0000	0.0000	0.0000	0.0000	0.0000	1.0000	0.0000
C28	0.0000	0.1639	0.6557	0.9836	0.4098	0.3934	0.2131	1.0000	0.9344	0.6066
C29	0.0000	0.0973	0.5044	0.4956	0.4867	0.4159	0.1150	0.2035	1.0000	0.4425

步骤二：利用以下公式分别计算10家机构29项三级指标的障碍度值。

$$O_{nm} = F_m \times I_{nm} \Big/ \sum_{k=1}^{m} (F_m \times I_{nm})$$

式中，O_{nm} 为第 n 个评价对象第 m 项三级指标的障碍度，F_m 为第 m 项三级指标的加权值；I_{nm} 为第 n 个评价对象第 m 项三级指标的偏离度；$k=1$, 2, …, m；m 为指标数。

如指标 O_{11}：

$$O_{11} = F_m \times I_{nm} \Big/ \sum_{1}^{m} (F_m \times I_{nm})$$

$$= 0.0364 \times 0.0000 / (0.0364 \times 0.0000 + \cdots + 0.0387 \times 0.0000)$$

$$= 0.0000$$

其他28项指标的计算方法类同，逐一计算后得到10家机构29项三级指标的障碍度 O_{nm} 值，见表6-2。

表6-2 居家社区中医药特色医养结合服务绩效评价单项评价指标障碍度（%）

三级指标	Z1	Z2	L3	L4	N5	N6	X7	X8	K9	K10
C1	0.00	6.13	1.95	1.69	2.73	0.00	5.76	0.00	1.88	4.33
C2	0.00	0.00	2.93	0.64	1.02	0.00	2.16	0.00	1.41	2.44
C3	0.00	0.00	2.76	1.60	3.86	4.20	1.81	3.03	4.43	3.06
C4	84.18	0.00	4.59	3.90	6.12	5.03	4.52	4.10	4.39	3.68
C5	0.00	0.00	0.00	0.00	0.00	0.00	0.00	0.00	0.00	0.00
C6	0.00	8.53	2.72	0.00	3.80	0.00	0.00	2.99	2.62	3.02

C7	0.00	5.45	1.74	0.00	2.43	0.00	0.00	0.00	1.67	1.93
C8	0.00	1.72	1.09	0.00	0.76	0.00	0.00	0.00	0.53	0.61
C9	0.00	0.00	2.12	0.00	1.48	0.00	2.09	0.00	1.02	1.18
C10	0.00	0.00	1.06	0.00	1.48	0.00	2.09	0.00	1.02	1.18
C11	0.00	0.00	0.24	0.82	0.66	0.81	0.00	0.26	0.46	0.79
C12	0.00	0.00	1.25	2.16	2.62	0.71	2.15	1.71	1.50	2.42
C13	0.00	1.03	0.56	0.57	0.66	0.65	0.56	0.36	0.64	0.68
C14	0.00	1.50	0.95	1.24	1.33	0.54	0.47	0.00	0.92	0.53
C15	15.82	0.00	0.00	1.24	0.00	4.85	2.01	2.60	2.45	4.71
C16	0.00	5.18	0.00	3.69	4.59	4.85	3.70	3.12	0.00	4.71
C17	0.00	3.87	7.73	7.39	11.90	9.61	8.23	9.35	6.32	8.91
C18	0.00	3.84	0.77	1.57	0.76	1.67	1.47	0.46	1.01	2.13
C19	0.00	1.91	0.39	0.78	0.33	0.92	0.66	0.12	0.57	1.07
C20	0.00	3.53	2.49	4.92	0.76	4.47	4.76	2.24	3.60	1.60
C21	0.00	14.93	6.27	9.84	2.26	5.28	8.78	7.84	7.56	0.00
C22	0.00	2.79	1.78	1.80	1.66	1.02	2.33	2.93	0.57	1.98
C23	0.00	2.06	5.85	6.92	9.28	8.97	7.19	5.78	4.61	8.88
C24	0.00	1.88	5.79	2.78	5.31	5.25	2.16	8.78	5.97	4.66
C25	0.00	8.63	4.58	0.14	0.00	0.00	1.92	0.62	0.00	0.00
C26	0.00	3.51	1.85	0.05	0.00	0.00	0.00	0.29	1.78	0.00
C27	0.00	0.00	2.91	2.53	0.00	0.00	0.00	0.00	2.80	0.00
C28	0.00	6.41	8.16	10.63	7.14	5.59	2.61	13.68	11.21	8.38
C29	0.00	1.90	3.14	2.68	4.24	2.95	0.70	1.39	6.00	3.06

二、三级指标主要障碍因子诊断

由于居家社区中医药特色医养结合服务绩效评价指标较多，本研究按照障碍度大小，筛选出排在前5位的指标作为主要障碍因子，结果显示：机构Z1的主要障碍因子包括C4、C15；机构Z2的主要障碍因子包括C21、C25、C6、C28、C1；机构L3的主要障碍因子包括C28、C17、

C21、C23、C24；机构 L4 的主要障碍因子包括 C28、C21、C17、C23、C20；机构 N5 的主要障碍因子包括 C17、C23、C28、C4、C24；机构 N6 的主要障碍因子包括 C17、C23、C28、C21、C24；机构 X7 的主要障碍因子包括 C21、C17、C23、C1、C20；机构 X8 的主要障碍因子包括 C28、C17、C24、C21、C23；机构 K9 的主要障碍因子包括 C28、C21、C17、C29、C24；机构 K10 的主要障碍因子包括 C17、C23、C28、C16、C15，见表 6-3。

表 6-3 居家社区中医药特色医养结合服务绩效主要障碍因子

机构	主要障碍因子（%）
Z1	C4（84.18）、C15（15.82）
Z2	C21（14.93）、C25（8.63）、C6（8.53）、C28（6.41）、C1（6.13）
L3	C28（8.16）、C17（7.73）、C21（6.27）、C23（5.85）、C24（5.79）
L4	C28（10.63）、C21（9.84）、C17（7.39）、C23（6.92）、C20（4.92）
N5	C17（11.90）、C23（9.28）、C28（7.14）、C4（6.12）、C24（5.31）
N6	C17（9.61）、C23（8.97）、C28（5.59）、C21（5.28）、C24（5.25）
X7	C21（8.78）、C17（8.23）、C23（7.19）、C1（5.76）、C20（4.76）
X8	C28（13.68）、C17（9.35）、C24（8.78）、C21（7.84）、C23（5.78）
K9	C28（11.21）、C21（7.56）、C17（6.32）、C29（6.00）、C24（5.97）
K10	C17（8.91）、C23（8.88）、C28（8.38）、C16（4.71）、C15（4.71）

注：机构 Z1 的主要障碍因子中，其他因子的障碍度均为 0，故只列出了 C20、C31。

从表 6-3 可以看出，10 家机构服务绩效的主要障碍因子共 13 项，其中主要障碍因子为 C17（中医养生保健指导服务人次）、C28（老年人满意度）的各有 8 家机构，占比分别为 80%；为 C21（中医非药物疗法康复护理人次占比）、C23（服务的老年人数量）的各有 7 家，占比分别为 70%；为 C24（老年人自评生活质量提升情况）的有 5 家，占比为 50%；为 C1（政策支持）、C4（财力资源投入）、C15（中医健康档案建档率）、C20（中医康复护理计划制定人次占比）的各有 2 家，占比分别为 20%；为 C6（组织建设）、C16（中医健康档案动态管理率）、C25（服务项目完成率）、C29（工作人员满意度）的各有 1 家，占比分别为 10%。

第二节　二级指标障碍因子诊断

一、二级指标因子障碍度分析

居家社区中医药特色医养结合服务绩效评价指标体系共包括 11 项二级指标，根据以下公式分别计算 10 家机构 11 项二级指标的障碍度。

$$U_{nm'} = \sum O_{nm}$$

式中，$U_{nm'}$ 为第 n 个评价对象第 m' 项二级指标的障碍度，O_{nm} 为第 n 个评价对象第 m 项三级指标的障碍度。

经过计算，得出 10 家机构 11 项二级指标的障碍度，见表 6-4。

表 6-4　居家社区中医药特色医养结合服务绩效评价二级指标障碍度（%）

二级指标	Z1	Z2	L3	L4	N5	N6	X7	X8	K9	K10
B1	0.00	6.13	4.88	2.33	3.75	0.00	7.92	0.00	3.29	6.77
B2	84.18	0.00	7.35	5.50	9.98	9.23	6.33	7.13	8.82	6.74
B3	0.00	15.70	5.55	0.00	7.00	0.00	0.00	2.99	4.82	5.55
B4	0.00	0.00	3.18	0.00	2.97	0.00	4.18	0.00	2.05	2.36
B5	0.00	2.53	3.00	4.80	5.27	2.71	3.17	2.34	3.51	4.42
B6	15.82	9.05	7.73	12.32	16.49	19.30	13.94	15.07	8.78	18.34
B7	0.00	5.75	1.15	2.35	1.09	2.59	2.14	0.58	1.59	3.20
B8	0.00	18.46	8.77	14.76	3.02	9.75	13.54	10.08	11.16	1.60
B9	0.00	6.74	13.42	11.50	16.25	15.23	11.69	17.50	11.15	15.51
B10	0.00	12.14	9.34	2.72	0.00	0.00	1.92	0.91	4.59	0.00
B11	0.00	8.31	11.30	13.31	11.37	8.54	3.31	15.07	17.20	11.44

二、二级指标障碍度分指标比较

11项二级指标在不同机构的障碍度不同，有的障碍度差距较大，有的相对均衡。

在B1（政府支持）方面，机构X7的障碍度最大，为7.92%；其次是机构K10，为6.77%；再次是机构Z2，为6.13%。

在B2（资源投入）方面，机构Z1的障碍度最大，为84.18%；其次是机构N5，为9.98%；再次是机构N6，为9.23%。

在B3（组织管理）方面，机构Z2的障碍度最大，为15.7%；其次是机构N5，为7%；再次是机构L3、K10，分别为5.55%。

在B4（基本医养结合）方面，机构X7的障碍度最大，为4.18%；其次是机构L3，为3.18%；再次是机构N5，为2.97%。

在B5（中医健康教育）方面，机构N5的障碍度最大，为5.27%；其次是机构L4，为4.8%；再次是机构K10，为4.42%。

在B6（中医药健康管理）方面，机构N6的障碍度最大，为19.3%；其次是机构K10，为18.34%；再次是机构N5，为16.49%。

在B7（中医诊疗）方面，机构Z2的障碍度最大，为5.75%；其次是机构K10，为3.2%；再次是机构N6，为2.59%。

在B8（中医康复护理）方面，机构Z2的障碍度最大，为18.46%；其次是机构L4，为14.76%；再次是机构X7，为13.54%。

在B9（服务产出）方面，机构X8的障碍度最大，为17.5%；其次是机构N5，为16.25%；再次是机构K10，为15.51%。

在B10（服务合格率）方面，机构Z2的障碍度最大，为12.14%；其次是机构L3，为9.34%；再次是机构K9，为4.59%。

在B11（服务满意度）方面，机构K9的障碍度最大，为17.2%；其次是机构X8，为15.07%；再次是机构L4，为13.31%。

三、二级指标障碍度分机构比较

不同机构各二级指标的障碍度，对居家社区中医药特色医养结合服务绩效评价的贡献度也不同，除机构 Z1 排序前两位的 B2、B6 贡献度在100% 外，其他 9 家机构排序前 5 位的障碍度之和均在 50% ～ 70% 之间，见表 6-5。

表 6-5　居家社区中医药特色医养结合服务绩效评价二级指标障碍度分机构比较

机构	障碍度（%）（前 5 位）	障碍度和（%）
Z1	B2（84.18）、B6（15.82）	100.00
Z2	B8（18.46）、B3（15.70）、B10（12.14）、B6（9.05）、B11（8.31）	63.66
L3	B9（13.42）、B11（11.30）、B10（9.34）、B8（8.77）、B6（7.73）	50.56
L4	B8（14.76）、B11（13.31）、B6（12.32）、B9（11.50）、B2（5.50）	57.39
N5	B6（16.49）、B9（16.25）、B11（11.37）、B2（9.98）、B3（7.00）	61.09
N6	B6（19.30）、B9（15.23）、B8（9.75）、B2（9.23）、B11（8.54）	62.05
X7	B6（13.94）、B8（13.54）、B9（11.69）、B1（7.92）、B2（6.33）	53.42
X8	B9（17.50）、B11（15.07）、B6（15.07）、B8（10.08）、B2（7.13）	64.85
K9	B11（17.20）、B8（11.16）、B9（11.15）、B2（8.82）、B6（8.78）	57.11
K10	B6（18.34）、B9（15.51）、B11（11.44）、B1（6.77）、B2（6.74）	58.80

机构 Z1 障碍度最大的是 B2（资源投入），为 84.18%；其次是 B6（中医药健康管理），为 15.82%。

机构 Z2 障碍度最大的是 B8（中医康复护理），为 18.46%；其次是 B3（组织管理），为 15.7%；再次是 B10（服务合格率），为 12.14%；障碍度最小的是 B11（服务满意度），为 8.31%。

机构 L3 障碍度最大的是 B9（服务产出），为 13.42%；其次是 B11（服务满意度），为 11.3%；再次是 B10（服务合格率），为 9.34%；障碍度最小的是 B6（中医药健康管理），为 7.73%。

机构 L4 障碍度最大的是 B8（中医康复护理），为 14.76%；其次是 B11（服务满意度），为 13.31%；再次是 B6（中医药健康管理），为

12.32%；障碍度最小的是 B2（资源投入），为 5.5%。

机构 N5 障碍度最大的是 B6（中医药健康管理），为 16.49%；其次是 B9（服务产出），为 16.25%；再次是 B11（服务满意度），为 11.37%；障碍度最小的是 B3（组织管理），为 7%。

机构 N6 障碍度最大的是 B6（中医药健康管理），为 19.3%；其次是 B9（服务产出），为 15.23%；再次是 B8（中医康复护理），为 9.75%；障碍度最小的是 B11（服务满意度），为 8.54%。

机构 X7 障碍度最大的是 B6（中医药健康管理），为 13.94%；其次是 B8（中医康复护理），为 13.54%；再次是 B9（服务产出），为 11.69%；障碍度最小的是 B2（资源投入），为 6.33%。

机构 X8 障碍度最大的是 B9（服务产出），为 17.5%；其次是 B11（服务满意度）、B6（中医药健康管理），分别为 15.07%；再次是 B8（中医康复护理），为 10.08%；障碍度最小的是 B2（资源投入），为 7.13%。

机构 K9 障碍度最大的是 B11（服务满意度），为 17.2%；其次是 B8（中医康复护理），为 11.16%；再次是 B9（服务产出），为 11.15%；障碍度最小的是 B6（中医药健康管理），为 8.78%。

机构 K10 障碍度最大的是 B6（中医药健康管理），为 18.34%；其次是 B9（服务产出），为 15.51%；再次是 B11（服务满意度），为 11.44%；障碍度最小的是 B2（资源投入），为 6.74%。

第三节　一级指标障碍因子诊断

一、一级指标因子障碍度分析

居家社区中医药特色医养结合服务绩效评价指标体系共包括 3 项一级指标，根据以下公式分别计 10 家机构 3 项一级指标的障碍度。

$$U_{nm''} = \sum U_{nm'}$$

式中，$U_{nm''}$ 为第 n 个评价对象第 m'' 项一级指标的障碍度，$U_{nm'}$ 为第 n 个评价对象第 m' 项二级指标的障碍度。

经过计算，得出 10 家机构 3 项一级指标的障碍度，见表 6-6。

表 6-6　居家社区中医药特色医养结合服务绩效评价一级指标障碍度（%）

一级指标	Z1	Z2	L3	L4	N5	N6	X7	X8	K9	K10
A1	84.18	21.83	17.77	7.83	20.73	9.23	14.25	10.12	16.93	19.06
A2	15.82	35.79	23.83	34.23	28.84	34.35	36.96	28.06	27.08	29.91
A3	0.00	27.18	34.06	27.52	27.62	23.77	16.92	33.49	32.94	26.95

二、一级指标障碍度分指标比较

3 项一级指标在不同机构的障碍度不同，在 A1（服务结构）、A2（服务过程）、A3（服务结果）指标中，障碍度最大的机构分别是 Z1（84.18%）、X7（36.96%）、L3（34.06%），障碍度最小的机构分别是 L4（7.83%）、Z1（15.82%）、Z1（0%），见表 6-7。

表 6-7　居家社区中医药特色医养结合服务绩效评价分指标障碍度比较

一级指标	障碍度最大值		障碍度最小值		障碍度差距（%）
	机构	障碍度（%）	机构	障碍度（%）	
A1	Z1	84.18	L4	7.83	76.35
A2	X7	36.96	Z1	15.82	21.14
A3	L3	34.06	Z1	0.00	34.06

三、一级指标障碍度分机构比较

10 家机构中，每家机构一级指标的障碍度也不相同，机构 Z1 障碍度最大的是 A1（服务结构）、机构 Z2 是 A2（服务过程）、机构 L3 是 A3（服务结果）、机构 L4 是 A2（服务过程）、机构 N5 是 A2（服务过程）、机构 N6 是 A2（服务过程）、机构 X7 是 A2（服务过程）、机构 X8 是 A3（服务结果）、机构 K9 是 A3（服务结果）、机构 K10 是 A2（服务过程），见表

6-8。

表6-8　居家社区中医药特色医养结合服务绩效评价分机构障碍度比较

机构	障碍度排序（%，大→小）
Z1	A1（84.18）、A2（15.82）、A3（0.00）
Z2	A2（35.79）、A3（27.18）、A1（21.83）
L3	A3（34.06）、A2（23.83）、A1（17.77）
L4	A2（34.23）、A3（27.52）、A1（7.83）
N5	A2（28.84）、A3（27.62）、A1（20.73）
N6	A2（34.35）、A3（23.77）、A1（9.23）
X7	A2（36.96）、A3（16.92）、A1（14.25）
X8	A3（33.49）、A2（28.06）、A1（10.12）
K9	A3（32.94）、A2（27.08）、A1（16.93）
K10	A2（29.91）、A3（26.95）、A1（19.06）

本章小结

　　本章运用障碍度模型深入分析居家社区中医药特色医养结合服务绩效的影响因素，结果显示10家机构服务绩效的三级指标的主要障碍因子共13项，分别是C17（中医养生保健指导服务人次）、C28（老年人满意度）、C21（中医非药物疗法康复护理人次占比）、C23（服务的老年人数量）、C24（老年人自评生活质量提升情况）、C1（政策支持）、C4（财力资源投入）、C15（中医健康档案建档率）、C20（中医康复护理计划制定人次占比）、C6（组织建设）、C16（中医健康档案动态管理率）、C25（服务项目完成率）、C29（工作人员满意度）。同时对二级指标障碍因子和一级指标障碍因子进行了分析。

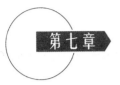

第七章 居家社区中医药特色医养结合服务绩效提升策略

居家社区中医药特色医养结合，是最具中国特色，最能体现医养康养特点，最能满足居家社区老年人多样化、多层次健康养老服务需求的医养结合服务模式，具有较强的实践可操作性和经济可行性，但其发展受多种因素的影响。本章在前文研究的基础上，针对研究中发现的问题，结合服务绩效的主要影响因素，从宏观层面——政府、中观层面——机构、微观层面——家庭3个层面针对性的提出优化策略，为提升居家社区中医药特色结合服务绩效提供借鉴和参考。

第一节 宏观层面——政府

1.明确职能定位

在居家社区中医药特色医养结合发展过程中，政府的职能定位是营造良好环境，如政策环境、制度环境等，给予必要的资金支持，并做好动态监督，引导和促进居家社区中医药特色医养结合的健康可持续发展。居家社区中医药特色医养结合涉及中医药管理部门、卫生健康管理部门、民政部门等多个政府部门，应建立由具体部门牵头的居家社区中医药特色医养结合部门联动机制，形成联席会议制度。应明确部门分工，确保权责清晰，避免多头交叉管理，从而提高政策的衔接性、协同性和可操作性，消除部门间组织性、财务性和结构性界限，建立并不断完善居家社区中医药特色医养结合机构的准入、评估和退出机制。

2.强化政策引导

政策是居家社区中医药特色医养结合发展的必要前提，可以为居家社区中医药特色医养结合服务的具体实施提供规范指导，是一个长期性、系统性工程。政府部门需要制定出更加具体、明确且针对性强的政策。如通过合作方式、中医医疗卫生机构功能拓展方式或者社区养老机构开办中医药科室的方式，使优质居家社区中医药特色医养结合服务资源下沉社区并延伸至居家。通过公建民营、公私合作、民办民营、民办公助等方式，激发社会资本参与居家社区中医药特色医养结合的积极性。同时，还应通盘考虑老年人的人口密度、市场容量等，在总体政策框架下分步引导。通过政策引导，为居家社区中医药特色医养结合的发展营造良好的环境，促进资源优化配置，进而更好地满足居家社区老年人多样性、多层次健康养老服务需求。

3. 规范投入管理

要提高居家社区中医药特色医养结合服务绩效，需要保障居家社区中医药特色医养结合服务能够获得稳定且持续的财力资源投入。财力资源投入不仅要明确政府部门的责任，还应围绕居家社区老年人多样化、多层次健康养老服务需求，建立健全多元化投入机制。在政府投入方面，应将居家社区中医药特色医养结合纳入政府年度工作计划，确立居家社区中医药特色医养结合的预算制度及财政资金的动态管理机制，使居家社区中医药特色医养结合成为一种制度性安排。同时，强化税收优惠、用地支持、医保报销和福利彩票公益金补贴等，降低居家社区中医药特色医养结合机构运营成本，加大居家社区中医药特色医养结合资金支持力度。在社会投入方面，应积极鼓励社会资本以独资、合资、合作、参股等方式参与居家社区中医药特色医养结合服务，不断探索居家社区中医药特色医养结合市场化运作的有效途径，拓宽资金来源渠道。

4. 健全评价体系

由于缺乏针对性强的服务绩效评价体系，导致居家社区中医药特色医养结合的发展呈不均衡状态。服务绩效评价体系是引导居家社区中医药特色医养结合发展的"指挥棒"，科学合理的服务绩效评价体系能促进居家社区中医药特色医养结合健康可持续发展，提升服务其质量。居家社区中医药特色医养结合的服务绩效评价主要涉及评价主体、评价指标、评价方法和评价结果运用4部分内容。在评价主体方面，有政府评价、机构自主评价和老年人评价。由于单一主体的评价受其知识结构和自身角色的影响，较难形成全面、客观的评价结果，与各利益相关者没有利害关系的"第三方"评价日益受到青睐。在评价指标方面，应包括服务结构、服务过程和服务结果3个方面，即本研究第四章构建的绩效评价指标体系。在评价方法方面，居家社区中医药特色医养结合服务绩效评价需要采用定性与定量相结合的方法，如在服务满意度方面，定性方法有一定优势，然而在资源投入方面，定量方法又具有独特优势。在评价结果运用方面，应采用激励政策与惩罚措施有机结合的方式，充分发挥激励政策的导向作用，惩罚措施的警示作用。同时，要建立居家社区中医药特色医养结合的动态监测机制，以便及时发现问题与及时整改。

第二节　中观层面——机构

1. 建立数字健康档案

建立居家社区老年人数字健康档案并进行动态管理是开展居家社区中医药特色医养结合的基础，也是保障居家社区中医药特色医养结合服务绩效的关键。居家社区中医药特色医养结合机构应充分发挥国家基本公共卫生服务职能，对辖区内在该机构接受服务的老年人，根据其健康状况建立包含中医药内容的数字健康档案；对在辖区内居住尚未接受服务的老年人，通过广泛宣传、上门采集健康信息等方式，建立数字健康档案。同时，通过对老年人数字健康档案的分析，筛查重点服务人群、一般服务人群和潜在服务人群，从而针对不同人群开展动态中医药健康管理。

2. 开展健康状况评估

对不同人口学特征的居家社区老年人开展健康状况评估，充分了解不同老年人对居家社区中医药特色医养结合服务的需求，提供个性化的中医药特色医养结合服务。居家社区中医药特色医养结合机构根据老年人数字健康档案进行筛查确定重点服务人群、一般服务人群和潜在服务人群，在不同老年人群中客观评估每位老年人的健康状况和健康危险因素，全面了解每位老年人的主观需求和客观需求，即健康老年人的养生保健等需求和亚健康、患病老年人的改善健康状况需求，为老年人提供个性化中医药特色医养结合服务奠定基础。

3. 创新服务供给模式

在建设数字中国、健康中国背景下，居家社区中医药特色医养结合机构应围绕老年人对中医药特色医养结合服务多层次、多样化的需求，不断优化资源配置，丰富服务内容，规范服务流程，确保服务项目完成率，并积极探索智慧居家社区中医药特色医养结合服务模式，实现线上服务与线下服务的有机结合，扩大服务老年人的覆盖面，不断提高老年人的服务满意度和老年人的生活质量。

4. 加强人才队伍建设

居家社区中医药特色医养结合服务的主体虽然包括政府、机构等，但最终还是由工作人员提供服务，服务绩效的优劣与工作人员的综合素质直接相关。因此，居家社区中医药特色医养结合机构应重点关注以下方面：①建立健全组织机制，不断加强人才队伍建设，为工作人员营造良好的工作环境和工作氛围，使他们能够开心、快乐的工作。②建立完善的工资机制及福利待遇制度，不断提升工作人员的收入水平。③建立完善的岗位培训制度和职称职务晋升制度，提升工作人员对职业发展前景的认同感。总的来说，通过提升工作人员的满意度，进而不断提高居家社区中医药特色医养结合的服务绩效。

第三节 微观层面——家庭

1. 提供经济供养

《中华人民共和国老年人权益保障法》（2018 年）第二章第十四条指出："赡养人应当履行对老年人经济上供养、生活上照料和精神上慰藉的义务，照顾老年人的特殊需要。"老年人的经济供养一般是指为维持老年人的衣食住行等基本生活需求而必须获得的最基本的收入保障或经济支持，社会供养（离退休金、养老金）、家庭供养（家庭其他成员提供的经济支持）和劳动自养（老年人自己劳动收入）是当前我国老年人经济供养的主要方式。然而，由于我国存在经济上"未富先老"、制度上"未备先老"和老年人身体上"未康先老"的社会现实，加之老年人随着年龄增加，生理功能不断下降，劳动能力越来越差，老年人往往没有足够的健康养老的支付能力。家庭作为我国健康养老的最基本单元，应为老年人提供代际支持，给予其必要的经济帮助，确保老年人有一定的经济来源，保障其基本的健康养老需要。

2. 给予生活照料

生活照料主要包括衣食住行用及医疗保健等方面。对于健康的老年人，家庭生活照料主要是衣食住行用等；对于高龄、残疾、失能半失能、失智、处于疾病康复期或终末期、出院后仍需医疗或康复护理的老年人，家庭成员应配合居家社区中医药特色医养结合机构给予相应的生活照料，如配偶或子女帮其做饭、洗衣、打扫卫生，以及翻身、喂饭、喂药等。同时，子女要主动学习老年人日常生活照料知识，了解老年人的生理、心理特征，注重老年人的饮食搭配，提升老年人的生活质量。

3. 重视精神慰藉

精神慰藉是正式社会养老机构很难取代的，老年人希望居住在自己的家中，在自己熟悉的环境中生活，通过与配偶、子女、孙辈及邻里的沟通交流，满足自己的情感需要。然而，随着社会分工的细化、家庭结构的小型化、生活方式的多样化、生活节奏的加快及人口老龄化的加剧，部分老年人选择入住居家社区中医药特色医养结合机构。无论是老年人居住在家中还是入住居家社区中医药特色医养结合机构，家庭成员都需要通过定期交流、外出游玩等方式为老年人提供精神慰藉，消除其紧张、苦闷、寂寞、空虚等心理压力，使其保持愉悦的精神状态。

4. 支持社会参与

老年价值是老年人对社会的贡献，这些贡献可能来自其继续从事原来的角色或工作。如医护人员可以继续从事医疗卫生服务工作、画家可以继续从事绘画工作等，也可能来自其从事新的角色或工作，如年轻老年人可以从事居家社区养老志愿服务活动，但所有这些角色和工作都是有益于社会发展的。邬沧萍等认为，老年人具有家庭价值、社会价值、文化价值、政治价值、经济价值等多元价值。由于生理功能衰退和退出劳动力市场，老年人会产生无用感，家庭成员应重视老年人的社会参与，支持并鼓励老年人积极参与社会活动，充分发挥其特长和优势，从而实现老年人的自身价值。

本章小结

居家社区中医药特色医养结合的发展虽取得了一定的成效，但还存在部门之间权责不够清晰、资源配置不够科学、投入不够稳定、评价体系不够健全等问题，本章针对研究中发现的以上问题，结合影响服务绩效的 13 项主要障碍因子 C17（中医养生保健指导服务人次）、C28（老年人满意度）、C21（中医非药物疗法康复护理人次占比）、C23（服务的老年人数量）、C24（老年人自评生活质量提升情况）、C1（政策支持）、C4（财力资源投入）、C15（中医健康档案建档率）、C20（中医康复护理计划制定人次占比）、C6（组织建设）、C16（中医健康档案动态管理率）、C25（服务项目完成率）、C29（工作人员满意度），从宏观层面——政府、中观层面——机构、微观层面——家庭 3 个层面提出了居家社区中医药特色医养结合服务绩效的提升策略。

第八章 研究结论与展望

基于前七章的研究,本章从居家社区中医药特色医养结合服务绩效评价概念框架、服务绩效评价指标体系、服务绩效实证研究、服务绩效主要影响因素等方面进行总结。同时,对本研究的创新点进行提炼,并针对研究局限提出未来的研究思路。

第一节　研究结论

1. 建立了居家社区中医药特色医养结合服务绩效评价概念框架

本研究以中医"治未病"理论为指导,依据 SPO 理论模型建立了居家社区中医药特色医养结合服务绩效评价概念框架。框架主要包括服务结构、服务过程和服务结果 3 个维度,其中服务结构的研究变量包括政府支持、资源投入和组织管理;服务过程的研究变量包括基本医养结合、中医健康教育、中医药健康管理、中医诊疗和中医康复护理;服务结果的研究变量包括服务产出、服务合格率和服务满意度。

2. 构建了居家社区中医药特色医养结合服务绩效评价指标体系

本研究基于居家社区中医药特色医养结合服务绩效评价概念框架,在查阅国内外已有相关研究、梳理国家和地方相关政策文件、深入居家社区中医药特色医养结合机构实地调研和进行两轮专家咨询的基础上,构建了涵盖 3 项一级指标、11 项二级指标、29 项三级指标的居家社区中医药特色医养结合服务绩效评价指标体系。

3. 开展了居家社区中医药特色医养结合服务绩效评价实证研究

本研究根据构建的居家社区中医药特色医养结合服务绩效评价指标体

系，对收集的 10 家居家社区中医药特色医养结合机构、232 名工作人员、500 名老年人的数据进行了实证研究。研究结果显示，机构 Z1 的服务绩效最优，值是 0.785，排名第 1；机构 L4 在 10 家机构中服务绩效最差，值是 0.1574，与机构 Z1 的差值是 0.6276。在服务结构绩效方面，机构 Z2 ＞机构 Z1 ＞机构 X8 ＞机构 K10 ＞机构 N6 ＞机构 L4 ＞机构 N5 ＞机构 K9 ＞机构 L3 ＞机构 X7；在服务过程绩效方面，机构 Z1 ＞机构 Z2 ＞机构 N5 ＞机构 K10 ＞机构 L3 ＞机构 K9 ＞机构 N6 ＞机构 X8 ＞机构 X7 ＞机构 L4；在服务结果绩效方面，机构 Z1 ＞机构 Z2 ＞机构 K9 ＞机构 X8 ＞机构 L3 ＞机构 N5 ＞机构 X7 ＞机构 N6 ＞机构 K10 ＞机构 L4。

4. 明晰了居家社区中医药特色医养结合服务绩效主要影响因素

研究结果显示，影响居家社区中医药特色医养结合服务绩效的三级指标 13 项主要障碍因子中，各有 8 家机构的主要障碍因子是 C17（中医养生保健指导服务人次）、C28（老年人满意度）；各有 7 家机构是 C23（服务的老年数量）、C21（中医非药物疗法康复护理人次占比）；各有 5 家机构是 C24（老年人自评生活质量提升情况）。由此可见，以上 5 个主要障碍因子不仅影响了居家社区中医药特色医养结合机构的服务绩效，也影响了居家社区中医药特色医养结合的发展。其他 8 项主要障碍因子中，各有 2 家机构是 C1（政策支持）、C4（财力资源投入）、C15（中医健康档案建档率）、C20（中医康复护理计划制定人次占比），有 1 家机构是 C6（组织建设）、C16（中医健康档案动态管理率）、C25（服务项目完成率）、C29（工作人员满意度）。

5. 提出了居家社区中医药特色医养结合服务绩效的提升策略

基于主要影响因素，本研究从宏观层面——政府、中观层面——机构、微观层面——家庭 3 个层面提出了居家社区中医药特色医养结合服务绩效的提升策略。在政府层面，主要包括明确职能定位，建立居家社区中医药特色医养结合部门联动机制；强化政策引导，促进居家社区中医药特色医养结合资源优化配置；规范投入管理，健全居家社区中医药特色医养结合资金投入机制；健全评价体系，注重居家社区中医药特色医养结合服务绩效评价。在机构层面，主要包括建立数字健康档案，强化居家社区老年人动态中医药健康管理；开展健康状况评估，了解居家社区中医药特色医养结合服务需求；创新服务供给模式，提高居家社区中医药特色医养结合服务满意度；加强人才队伍建设，提升工作人员满意度。在家庭层面，主要包括提供经济供养，确保居家社区老年人的经济来源；给予生活照料，提升居家社区老年人的生活质量；重视精神慰藉，满足居家社区老年人的情感需求；支持社会参与，发挥居家社区老年人的老年价值。

第二节　研究创新

1. 研究视角创新

已有研究多围绕"居家社区养老""医养结合""服务绩效评价"等展开研究并取得丰硕成果，鲜见应用 SPO 理论模型开展居家社区中医药特色医养结合服务绩效评价的研究。随着党和国家的高度重视及相关政策文件的发布，亟需加强居家社区中医药特色医养结合的理论研究与实践探索。本研究从居家社区中医药特色医养结合机构、工作人员、老年人等多主体协同的角度，综合运用中医学、临床医学、公共管理、信息技术等多学科交叉知识，开展居家社区中医药特色医养结合服务绩效评价的研究，为积极应对人口老龄化提供借鉴和参考。

2. 研究方法创新

本研究基于管理学、中医学、临床医学、统计学、社会学、经济学等多学科知识，综合运用文献研究法、实证研究法、德尔菲法、层次分析法、TOPSIS 法、统计分析法等研究方法，围绕居家社区中医药特色医养结合服务绩效评价概念框架、指标体系、实证研究、提升策略等展开研究，环环相扣、层层递进，为开展居家社区中医药特色医养结合服务绩效评价提供了方法基础。

3. 研究思路创新

本研究以中医"治未病"理论为指导，依据 SPO 理论模型，建立了居家社区中医药特色医养结合服务绩效评价概念框架。在此基础上，综合运用 Likert 量表、德尔菲法、层次分析法构建服务绩效评价指标体系，并采用 TOPSIS 法和障碍度模型展开实证研究，评价居家社区中医药特色医养结合服务绩效及其影响因素，进而针对性地提出服务绩效提升策略。

第三节　研究局限与展望

1. 研究局限

（1）服务绩效评价指标体系的局限

本研究建立的居家社区中医药特色医养结合服务绩效评价指标体系以国内外已有相关文献及国家和地方相关政策文件为指导，以居家社区中医药特色医养结合机构实地调研、两轮行业专家咨询为基础，具有较好的信度和效度，然而专家咨询采用 Likert 五级量表进行打分的方式仍具有较大的主观性，不可避免地存在一定的局限性。如果能够结合客观数据采用主客观相结合的方法进行测度，将会有助于进一步提升研究质量。由于已有相关文献中鲜见可参考的数据和资料，加之客观条件的限制，本研究并未进行这一尝试。

（2）服务绩效评价样本数据的局限

本研究的样本机构和样本人群主要分布在河南省，河南是中医药的重要发祥地，也是极有影响力的中医药大省，人口老龄化程度和全国比较接近。虽然选择的 10 家样本机构覆盖了河南省豫东、豫西、豫南、豫北、豫中地区，工作人员样本人群涵盖了具有中医药背景和不具有中医药背景的管理人员、执业医师、护士、康复技师、养老护理员和其他工作人员，老年人样本人群在建立性别、年龄次级集合的基础上，包括了不同学历、不同退休前职业、不同婚姻状况等人口学特征的人群，但是河南省内的居家社区中医药特色医养结合机构、工作人员、老年人具有一定的地域特征，一定程度上限制了本研究获得的研究结论在全国的普适性。

（3）绩效评价现实测度的局限

虽然本研究在对样本机构和样本人群进行数据采集时，尽最大努力采集客观、真实的数据，但居家社区中医药特色医养结合服务绩效提升具有长期性和持续性，采用横断面调查和纵向跟踪研究可能会更准确、更严谨。由于受人力、财力、时间和客观条件限制，本研究在对居家社区中医药特色医养结合服务绩效的现实测度过程中，仅采用了某一时间节点的横断面数据，尚未开展纵向动态研究，使得结论的有效性还有待更严格的检验。

2. 研究展望

（1）优化服务绩效评价指标体系

在后续研究中，将根据本研究的研究结果，对居家社区中医药特色医养结合服务绩效评价指标体系进行必要的调整和完善，并尝试将主观的专家咨询法与客观的熵值法相结合，用于各指标权重的赋值，提高评价指标体系的可靠性。

（2）逐步扩大样本数据覆盖范围

在后续研究中，将根据本研究的研究结果，逐步将样本数据扩大到东部、中部、西部、东北部地区，进而开展全国性研究，以验证居家社区中医药特色医养结合服务绩效评价指标体系的科学性和可行性。

（3）开展动态比较研究

本研究已根据采集的数据，建立了样本机构、样本人群的数据库，在后续研究中，将动态跟踪采集纳入数据库样本机构和样本人群的数据，不断拓展、完善数据库，并围绕采集到的数据开展动态比较研究。

本章小结

居家社区中医药特色医养结合是最具中国特色，最具医养康养特点，最能满足居家社区老年人多样化、多层次健康养老服务需求的医养结合服务模式。本章在前七章研究的基础上，对本研究的主要研究结果进行了总结，即建立了居家社区中医药特色医养结合服务绩效评价概念框架，构建了居家社区中医药特色医养结合服务绩效评价指标体系，开展了居家社区中医药特色医养结合服务绩效评价实证研究，明晰了居家社区中医药特色医养结合服务绩效主要影响因素，提出了居家社区中医药特色医养结合服务绩效的提升策略。同时，从研究视角、研究方法、研究思路 3 个方面对本研究的创新点进行了提炼，结合研究过程发现了在指标体系、样本数据、现实测度方面的局限性。围绕理论和实践发展需要，对未来的研究提出了展望，即优化服务绩效评价指标体系，逐步扩大样本数据覆盖范围，开展动态比较研究。

附录1：十八大以来出台的支持居家社区中医药特色医养结合的政策文件

序号	政策名称	发布机构	文号	时间	政策要点	类型
1	关于加快发展养老服务业的若干意见	国务院	国发〔2013〕35 号	2013-09-06	推动医养融合发展，促进医疗卫生资源进入养老机构、社区和居民家庭	意见
2	关于促进健康服务业发展的若干意见	国务院	国发〔2013〕40 号	2013-09-28	推进医疗机构与养老机构等加强合作；发展社区健康养老服务，提升中医健康服务能力	意见
3	关于加快推进健康与养老服务工程建设的通知	国家发展改革委 等 10 部门	发改投资〔2014〕2091 号	2014-09-12	健康服务体系包括中医设施建设；养老服务体系包括医养结合服务设施建设	通知
4	关于印发《养老机构医务室基本标准（试行）》和《养老机构护理站基本标准（试行）》的通知	国家卫生计生委办公厅	国卫办医发〔2014〕57 号	2014-10-31	明确养老机构医务室（含中医药服务）、护理站建设标准	标准
5	关于推动养老服务产业发展的指导意见	商务部	商服贸函〔2014〕899 号	2014-11-14	推进医养结合，构建居家养老与医疗相互融合的服务模式	意见
6	关于鼓励民间资本参与养老服务业发展的实施意见	民政部 等 10 部门	民发〔2015〕33 号	2015-02-03	推进医养融合发展；促进医疗卫生资源进入社区和居民家庭，加强居家和社区养老服务设施与基层医疗卫生机构的合作；加强对养老机构中医师等的培训，强化医养融合发展的人才保障	意见

续表

	文件名称	发文单位	文号	日期	主要内容	类型
7	关于印发全国医疗卫生服务体系规划纲要（2015—2020 年）的通知	国务院办公厅	国办发〔2015〕14 号	2015-03-06	加强医疗机构与养老机构的合作；充分发挥中医药与养老结合，充分发挥中医药"治未病"和养生保健优势；发展社区健康养老服务	规划
8	关于进一步做好养老服务业发展有关工作的通知	国家发展改革委办公厅等 3 部门	发改办社会〔2015〕992 号	2015-04-22	积极推动医养融合发展；进一步健全以居家为基础，社区为依托、机构为支撑的养老服务体系	通知
9	关于印发中医药健康服务发展规划（2015—2020 年）的通知	国务院办公厅	国办发〔2015〕32 号	2015-04-24	积极发展中医药健康养老服务；有条件的中医院开展社区和居家中医药健康养老服务	规划
10	关于进一步规范社区卫生服务管理和提升服务质量的指导意见	国家卫生计生委、国家中医药管理局	国卫基层发〔2015〕93 号	2015-11-17	鼓励社区卫生服务机构开展多种形式的合作，加强与相关部门合作，协同推进医养结合服务模式；积极开展中医"治未病"服务，为社区居民提供中医健康咨询、健康状态辨识评估及干预服务	意见
11	关于推进医疗卫生与养老服务相结合的指导意见	国务院办公厅	国办发〔2015〕84 号	2015-11-18	推进医疗卫生与养老服务相结合；充分发挥中医药的预防保健特色优势；推动医疗卫生服务延伸至社区、家庭	意见
12	关于加快发展生活性服务业促进消费结构升级的指导意见	国务院办公厅	国办发〔2015〕85 号	2015-11-19	推进医疗机构与养老机构加强合作，发展社区健康养老	意见

续表

序号	名称	发布单位	文号	日期	主要内容	类型
13	中医药发展战略规划纲要（2016—2030年）	国务院	国发〔2016〕15号	2016-02-22	推动中医药与养老融合发展，促进中医医疗资源进入养老机构、社区和居家庭，社区为依托机构，探索设立中医药特色医养结合机构，建设一批医养结合示范基地	规划
14	中华人民共和国国民经济和社会发展第十三个五年规划纲要	全国人民代表大会		2016-03-17	建立以居家为基础、社区为依托、机构为补充的多层次养老服务体系；推动医疗保健服务相结合；健全中医药健康服务模式，创新中医药服务模式，提升基层服务能力	规划
15	关于做好医养结合服务机构许可工作的通知	民政部、国家卫生计生委	民发〔2016〕52号	2016-04-08	支持医疗机构设立养老机构；支持养老机构设立医疗机构	通知
16	民政事业发展第十三个五年规划	民政部、国家发展改革委	民发〔2016〕107号	2016-06-24	推进居家和社区养老服务；促进医疗卫生和养老服务相结合；促进以居家为基础、社区为依托、机构为补充、医养相结合的多层次养老服务体系不断完善	规划
17	关于推进老年宜居环境建设的指导意见	全国老龄办等25部门	全国老龄办发〔2016〕73号	2016-10-09	推进基层医疗卫生机构和医务人员与社区、居家养老结合，与老年人签约建立服务关系，为老年人提供连续性的社区健康支持环境	意见
18	关于支持整合改造闲置社会资源发展养老服务的通知	民政部等11部门	民发〔2016〕179号	2016-10-09	为全面建成以居家为基础、社区为依托、机构为补充、医养结合的多层次养老服务体系目标提供物质保障	通知
19	"健康中国2030"规划纲要	中共中央、国务院		2016-10-25	推动中医药医疗卫生服务延伸至社区、家庭；推进中医药与养老融合发展	规划

续表

序号	文件名称	发布机构	文号	日期	主要内容	类型
20	关于进一步扩大旅游文化体育健康养老教育培训等领域消费的若干意见	国务院办公厅	国办发〔2016〕85号	2016-11-20	重点推进两批90个国家级医养结合试点地创新医养结合管理机制和服务模式，形成一批创新成果和可持续、可复制的经验	意见
21	关于全面放开养老服务市场提升养老服务质量的若干意见	国务院办公厅	国办发〔2016〕91号	2016-12-07	推进居家社区养老服务全覆盖；建立医养结合绿色通道	意见
22	关于印发"十三五"卫生与健康规划的通知	国务院	国发〔2016〕77号	2016-12-27	推动医疗卫生与养老服务融合发展；推动中医药与养老结合，充分发挥中医药在养生保健和疾病康复领域的优势	规划
23	关于印发"十三五"深化医药卫生体制改革规划的通知	国务院	国发〔2016〕78号	2016-12-27	支持社会力量兴办医养结合机构；推进中医药与养老融合发展	规划
24	关于印发《养老服务体系建设中央补助激励支持实施办法》的通知	国家发展改革委等3部门	发改社会〔2016〕2776号	2016-12-28	进一步健全完善以居家为基础、社区为依托，机构为补充，医养结合的养老服务体系	办法
25	关于印发国家人口发展规划（2016—2030年）的通知	国务院	国发〔2016〕87号	2016-12-30	加快完善以居家为基础、社区为依托、机构为补充，医养结合的养老服务体系，增加养老服务和产品供给，提升中医保健等健康管理水平	规划
26	关于印发中国防治慢性病中长期规划（2017—2025年）的通知	国务院办公厅	国办发〔2017〕12号	2017-01-22	促进慢性病防治管理服务与居家社区养老紧密结合；支持有条件的二级以上中医医院设置老年病科	规划
27	关于印发《中央财政支持居家和社区养老服务改革试点补助资金管理办法》的通知	财政部、民政部	财社〔2017〕2号	2017-02-10	支持采取多种有效方式，积极推进医养结合，使老年人在居家和社区获得便捷、快速、适宜的医疗卫生服务	办法

28	关于印发"十三五"国家老龄事业发展和养老体系建设规划的通知	国务院	国发〔2017〕13 号	2017-02-28	推进医养结合；建设一批中医药特色医养结合示范基地	规划
29	国务院办公厅关于进一步激发社会领域投资活力的意见	国务院办公厅	国办发〔2017〕21 号	2017-03-07	制定医养结合管理和服务规范	意见
30	关于印发"十三五"健康老龄化规划的通知	国家卫生计生委等 13 部门	国卫家发〔2017〕12 号	2017-03-09	积极推动医养结合服务，提高社会资源的配置和利用效率；推进医疗卫生服务延伸至社区、家庭；推动发展中医药特色医养结合服务，促进中医疗资源进入养老机构、社区和居民家庭	规划
31	关于促进中医药健康养老服务发展的实施意见	国家中医药管理局	国中医药医政发〔2017〕2 号	2017-03-13	建设一批中医药特色养老示范基地，探索促进中医药与养老服务相结合的有效形式；促进优质中医药资源向社区、家庭延伸辐射	意见
32	关于推进医疗联合体建设和发展的指导意见	国务院办公厅	国办发〔2017〕32 号	2017-04-23	加强医疗卫生与养老服务相结合	意见
33	关于支持社会力量提供多层次多样化医疗服务的意见	国务院办公厅	国办发〔2017〕44 号	2017-05-16	促进医疗与养老融合；充分发挥中医药独特优势	意见
34	关于运用政府和社会资本合作模式支持养老服务业发展的实施意见	财政部等 3 部门	财金〔2017〕86 号	2017-08-14	鼓励养老机构与医疗卫生机构、健康服务机构开展合作；支持打造"以健康管理为基础、以养老服务为核心、以医疗服务为支撑"的全生命周期养老服务链	意见

• 附录 1：十八大以来出台的支持居家社区中医药特色医养结合的政策文件

序号	文件名称	发文机构	文号	日期	主要内容	类型
35	关于养老机构内部设置医疗机构取消行政审批实行备案管理的通知	国家卫生计生委办公厅	国卫办医发〔2017〕38号	2017-11-08	养老机构内部设置医疗机构取消行政审批实行备案管理	通知
36	关于推进中医药健康服务与互联网融合发展的指导意见	国家中医药管理局	国中医药规财发〔2017〕30号	2017-12-04	鼓励中医疗机构与养老机构探索基于互联网的医养结合新模式，逐步丰富和完善服务内容及方式，延伸提供社区和居家中医药健康养老服务	意见
37	关于印发《城企联动普惠养老专项行动实施方案（试行）》的通知	国家发展改革委等3部门	发改社会〔2019〕333号	2019-02-20	加强医养结合服务合作机制建设	方案
38	关于推进养老服务发展的意见	国务院办公厅	国办发〔2019〕5号	2019-03-29	提升医养结合服务能力；推动居家、社区和机构养老融合发展	意见
39	关于做好医养结合机构审批登记工作的通知	国家卫生健康委办公厅等4部门	国卫办医发〔2019〕17号	2019-05-27	支持医疗机构设立医养机构；支持养老机构设立医疗机构；支持新建医养结合机构	通知
40	关于实施健康中国行动的意见	国务院	国发〔2019〕13号	2019-06-24	健全老年健康服务体系；完善居家和社区养老政策；推进医养结合	意见
41	健康中国行动（2019—2030年）	健康中国行动推进委员会		2019-07-09	完善医养结合政策，推进医疗卫生与养老服务融合发展，推动发展中医药特色医养结合服务；鼓励养老机构与周边的医疗卫生机构开展多种形式的合作，推动医疗卫生服务延伸至社区、家庭	行动
42	关于印发《普惠养老城企联动专项行动实施方案（2019年修订版）》的通知	国家发展改革委等3部门	发改社会〔2019〕1422号	2019-08-27	加强医养结合服务合作机制建设	方案

续表

		发文机构	文号	日期	主要内容	类型
43	关于进一步扩大养老服务供给促进养老服务消费的实施意见	民政部	民发〔2019〕88号	2019-09-20	养老机构、社区养老服务机构要为居家养老提供支撑，将专业服务延伸到家庭，医养专业化、服务设施建设，支持社区养老服务能力突出策出的养老服务机构设施建设	意见
44	关于深入推进医养结合发展的若干意见	国家卫生健康委等12部门	国卫老龄发〔2019〕60号	2019-10-23	发挥中医药在治未病、慢性病管理、疾病治疗和康复中的独特作用；推广中医药适宜技术产品和服务；增强社区中医药医养结合服务能力	意见
45	关于建立完善老年健康服务体系的指导意见	国家卫生健康委等8部门	国卫老龄发〔2019〕61号	2019-10-28	开展社区和居家中医药健康服务，促进优质中医药资源向社区、家庭延伸	意见
46	国家积极应对人口老龄化中长期规划	中共中央、国务院		2019-11-21	健全以居家为基础、社区为依托，机构充分发展，医养有机结合的多层次养老服务体系	规划
47	关于印发医养结合机构服务指南（试行）的通知	国家卫生健康委办公厅等3部门	国卫办老龄发〔2019〕24号	2019-12-23	明确了医养结合机构的基本要求，服务内容与要求、服务流程与要求	指南
48	养老机构管理办法	民政部	民政部令第66号	2020-09-01	养老机构可以通过设立医疗机构或者采取与周边医疗机构合作的方式，为老年人提供医疗服务	办法
49	关于印发医养结合机构管理指南（试行）的通知	国家卫生健康委办公厅等3部门	国卫办老龄发〔2020〕15号	2020-09-27	对医养结合机构管理内容和管理要求作出了规范	指南
50	关于加强老年人居家医疗服务工作的通知	国家卫生健康委办公厅、国家中医药管理局办公室	国卫办医发〔2020〕24号	2020-12-17	充分发挥基层医疗机构在提供居家医疗服务方面的优势，结合家庭病床、家庭医生签约服务等多种方式，为老年人提供个性化、多层次的居家医疗服务	通知

续表

序号	文件名称	发文单位	文号	发文日期	主要内容	类型
51	中华人民共和国国民经济和社会发展第十四个五年规划和2035年远景目标纲要	中共中央		2021-03-12	构建居家社区机构相协调、医养康养相结合的养老服务体系；推动专业机构服务向社区延伸	规划
52	关于加强新时代老龄工作的意见	中共中央、国务院		2021-11-18	建立依托社区发展以居家为基础的多样化养老服务；积极发挥基层医疗卫生机构为老年人提供优质中医药服务的作用	意见
53	关于印发"十四五"国家老龄事业发展和养老服务体系规划的通知	国务院	国发〔2021〕35号	2021-12-30	实施社区医养结合能力提升行动；积极开展社区和居家中医药健康服务	规划
54	关于全面加强老年健康服务工作的通知	国家卫生健康委等3部门	国卫老龄发〔2021〕45号	2021-12-31	积极发挥城乡社区基层医疗卫生机构为老年人提供优质规范中医药服务的作用，推进社区和居家中医药健康服务，促进优质中医药资源向社区、家庭延伸	通知
55	关于印发"十四五"卫生健康标准化工作规划的通知	国家卫生健康委	国卫法规发〔2022〕2号	2022-01-11	健全老年社会支持和医养结合标准	规划
56	关于印发"十四五"健康老龄化规划的通知	国家卫生健康委等15部门	国卫老龄发〔2022〕4号	2022-02-07	深入推进医养结合发展，推动建设一批具有中医药特色的医养结合示范机构	规划
57	关于印发"十四五"中医药发展规划的通知	国务院办公厅	国办发〔2022〕5号	2022-03-03	在全国医养结合示范项目中培育一批具有中医药特色的医养结合机构，在医养结合机构推广中医药适宜技术；强化中医药与养老服务衔接，推进中医药老年健康服务向农村、社区、家庭下沉	规划

147

续表

序号	文件名称	发文机构	文号	发文日期	主要内容	类别
58	关于印发"十四五"国民健康规划的通知	国务院办公厅	国办发〔2022〕11号	2022-04-27	进一步增加居家、社区、机构等医养结合服务供给	规划
59	关于进一步推进医养结合发展的指导意见	国家卫生健康委等11部门	国卫老龄发〔2022〕25号	2022-07-18	发展居家社区医养结合服务；推动中医药进家庭、进社区、进机构	意见
60	关于开展健康中国行动中医药健康促进专项活动的通知	健康中国行动推进办等3部门	国健委推发〔2022〕5号	2022-09-08	二级以上中医医院均与养老机构开展不同形式的合作协作，支持有条件的中医医院托管或举办养老机构，鼓励创建具有中医药特色的医养结合示范机构；鼓励基层医疗卫生机构在家庭医生签约服务包中增加中医药服务相关内容，对家庭医生团队开展中医药诊疗服务能力的技能培训	通知
61	关于印发加强中医药老年健康服务工作实施方案的通知	国家中医药管理局综合司等2部门	国中医药综合函〔2022〕351号	2022-12-30	为机构、社区和居家养老提供技术支持，促进优质中医药资源向社区、家庭延伸辐射	方案

附录 2：居家社区中医药特色医养结合服务绩效评价指标体系专家咨询表（第一轮）

尊敬的专家：

　　您好！鉴于您在该领域丰富的研究和工作经验，恳请您在百忙之中抽出时间对本研究的咨询内容给予指导，您的意见将作为我们建立指标体系的重要依据，我们承诺对您提供的信息进行保密。以下是我们对本研究的简单描述：

随着人口老龄化问题的日趋严峻，党的十八大以来，国家出台了一系列政策文件推动医养结合的发展，并在《中医药发展战略规划纲要（2016—2030 年）》（国发〔2016〕15 号）中明确要求："推动中医药与养老融合发展，促进中医疗资源进入养老机构，社区和居民家庭。" 2021 年 3 月，《中华人民共和国国民经济和社会发展第十四个五年规划和 2035 年远景目标纲要》着重强调："推动专业机构服务向社区延伸，整合利用存量资源发展居家社区养老。"基于此，我们开展了居家社区中医药特色医养结合服务绩效评价理论与实践的研究，旨在通过本研究推动居家社区中医药特色医养结合服务健康可持续发展。

填表说明：

一、居家社区中医药特色医养结合服务绩效评价指标体系包括一级指标 3 项，二级指标 11 项，三级指标 29 项。

二、各项指标评分：请您根据各项指标的重要性，确切性和可操作性进行打分。

（一）重要性：指某项指标在居家社区中医药特色医养结合服务绩效评价中的重要性大小。

打分标准：很不重要 =1 分，不重要 =2 分，一般 =3 分，重要 =4 分，很重要 =5 分，取整数。

（二）确切性：指某项指标反映该领域所涵盖内容的贴切、准确程度。

打分标准：弱 =1 分，中 =2 分，强 =3 分，取整数。

（三）可操作性：指某项指标在进行居家社区中医药特色医养结合服务绩效评价时的可行程度。

打分标准：弱 =1 分，中 =2 分，强 =3 分，取整数。

三、若您认为某项指标的表述需要修改，请在相应的"指标修改意见"栏内进行修改。

四、若您认为需要增加指标，请您在每套指标体系下面"需要增加的指标"栏内，列出您认为重要的、我们未列出的指标，并进行重要性、确切性和可操作性评价。

五、若您认为需要删除某项指标，请在每套指标体系下面"需要删除的指标"栏内，列出您认为不重要的指标编号。

期待您能在 10 月 31 日前将完成后的咨询表发回电子邮箱，我们将不胜感谢！非常感谢您的支持和帮助！

祝您身体健康、工作顺利、生活愉快！

联系人：　　　　　　联系电话：

2022 年 10 月 24 日

第一部分：居家社区中医药特色医养结合服务绩效评价指标体系专家咨询表

一、一级指标专家咨询表

一级指标	指标内涵	重要性 （1～5分） 很不重要=1分，不重要=2分，一般=3分，重要=4分，很重要=5分	确切性 （1～3分） 弱=1分，中=2分，强=3分	可操作性 （1～3分） 弱=1分，中=2分，强=3分	指标修改意见
A1. 服务结构	考察机构的政府支持，组织管理和资源投入情况				
A2. 服务过程	考察机构的基本医养结合，中医健康教育，中医药健康管理，中医诊疗和中医康复护理等服务提供情况				
A3. 服务结果	考察机构的服务产出，服务合格率和服务满意度				
需要增加的指标：					
需要删除的指标：					

二、二级指标专家咨询表

（一）服务结构的对应指标专家咨询表

二级指标	指标内涵	重要性 （1～5分）	确切性 （1～3分）	可操作性 （1～3分）	指标修改意见
B1. 政府支持	考察政府对居家社区中医药特色医养结合的政策和资金支持情况				
B2. 组织管理	考察居家社区中医药特色医养结合机构的组织建设和制度建设情况				

续表

	指标内涵	重要性 （1～5分）	确切性 （1～3分）	可操作性 （1～3分）	指标修改意见
B3. 资源投入	考察机构的人力资源、财力资源和物力资源投入情况				
需要增加的指标：					
需要删除的指标：					

（二）服务过程变量的对应指标专家咨询表

二级指标	指标内涵	重要性 （1～5分）	确切性 （1～3分）	可操作性 （1～3分）	指标修改意见
B4. 基本医养结合	考察机构居家社区养老、基本医疗卫生服务提供情况				
B5. 中医健康教育	考察机构中医健康教育资料、讲座、宣传栏、微信公众平台等服务提供情况				
B6. 中医药健康管理	考察机构中医健康档案建档、动态管理和中医养生保健指导等服务提供情况				
B7. 中医诊疗	考察机构中医诊疗、中药处方、中医心理咨询（干预）服务提供情况				
B8. 中医康复护理	考察机构中医康复护理计划制定、中医非药物疗法康复护理服务提供情况				
需要增加的指标：					
需要删除的指标：					

附录 2：居家社区中医药特色医养结合服务绩效评价指标体系专家咨询表（第一轮）

（三）服务结果变量的对应指标专家咨询表

二级指标	指标内涵	重要性 （1～5分）	确切性 （1～3分）	可操作性 （1～3分）	指标修改 意见
B9. 服务产出	考察机构服务项目提供数量、服务的老年人数量和老年人生活质量提升情况				
B10. 服务合格率	考察机构的服务项目完成率、服务时间准确率和有效投诉结案率				
B11. 服务满意度	考察老年人/家属对服务的满意度和工作人员对所从事工作的满意度				
需要增加的指标：					
需要删除的指标：					

三、三级指标专家咨询表

（一）政府支持变量的对应指标咨询表

三级指标	指标内涵	重要性 （1～5分）	确切性 （1～3分）	可操作性 （1～3分）	指标修改 意见
C1. 政策支持	考察政府对居家社区中医药特色医养结合的政策支持程度				
C2. 资金支持	考察政府对居家社区中医药特色医养结合的资金支持程度				
需要增加的指标：					
需要删除的指标：					

153

（二）组织管理变量的对应指标咨询表

三级指标	指标内涵	重要性 （1～5分）	确切性 （1～3分）	可操作性 （1～3分）	指标修改 意见
C3. 组织建设	考察居家社区中医药特色医养结合机构组织建设健全程度				
C4. 制度建设	考察居家社区中医药特色医养结合机构制度建设健全程度				
需要增加的指标：					
需要删除的指标：					

（三）资源投入变量的对应指标咨询表

三级指标	指标内涵	重要性 （1～5分）	确切性 （1～3分）	可操作性 （1～3分）	指标修改 意见
C5. 人力资源投入	考察辖区内每千名老年人拥有的管理人员、基本医养结合服务人员和中医药服务人员数				
C6. 财力资源投入	考察机构最近3年资金投入总额及医保预付、财政补贴、上级补助、社会资本、公益资金投入占资金投入总额的比重				
C7. 物力资源投入	考察辖区内每千名老年人拥有的养老服务用房面积，机构中医药服务房间数				
需要增加的指标：					
需要删除的指标：					

（四）基本医养结合服务变量的对应指标咨询表

三级指标	指标内涵	重要性 （1～5分）	确切性 （1～3分）	可操作性 （1～3分）	指标修改意见
C8.居家社区养老服务	考察机构生活照料、助餐、助浴、助洁、助行、助医、相谈、代办、文化娱乐等居家社区养老服务提供程度				
C9.基本医疗卫生服务	考察机构健康教育、健康管理、基本诊疗、康复护理等基本医疗卫生服务提供程度（不包括中医药服务）				
需要增加的指标：					
需要删除的指标：					

（五）中医健康教育服务变量的对应指标咨询表

三级指标	指标内涵	重要性 （1～5分）	确切性 （1～3分）	可操作性 （1～3分）	指标修改意见
C10.提供中医健康教育资料情况	考察机构发放中医健康教育印刷资料的数量、种类，播放中医健康教育音像资料的次数、种类				
C11.举办中医健康教育讲座情况	考察机构举办中医健康教育讲座（中医健康教育咨询活动）次数、参加人数				
C12.设置中医健康教育宣传栏个数	考察机构设置中医健康教育宣传栏个数				
C13.开设中医健康教育微信公众平台情况	考察机构是否开设中医健康教育微信公众平台及内容更新情况				
需要增加的指标：					
需要删除的指标：					

155

（六）中医药健康管理服务变量的对应指标咨询表

三级指标	指标内涵	重要性（1～5分）	确切性（1～3分）	可操作性（1～3分）	指标修改意见
C14. 中医健康档案建档率	考察机构对辖区内老年人的中医健康档案建档率，计算方法：中医健康档案建档率＝建立中医健康档案老年人数／辖区内常住老年人数×100%				
C15. 中医健康档案动态管理率	考察机构老年人中医健康档案动态管理率，计算方法：中医健康档案动态管理率＝中医健康档案中有记录的档案份数／建立中医健康档案总份数×100%				
C16. 中医养生保健指导服务人次	考察机构提供情志调摄、饮食调养、起居调摄、运动保健、穴位保健等中医养生保健指导服务人次				
需要增加的指标：					
需要删除的指标：					

（七）中医诊疗服务变量的对应指标咨询表

三级指标	指标内涵	重要性（1～5分）	确切性（1～3分）	可操作性（1～3分）	指标修改意见
C17. 中医诊疗人次占比	考察机构中医诊疗人次占比，计算方法：中医诊疗人次占比＝中医诊疗人次／总诊疗人次×100%				
C18. 中药处方比例	考察机构中药处方比例，计算方法：中药（含中药饮片、中成药）处方数／处方总数×100%				

续表

三级指标	指标内涵	重要性（1～5分）	确切性（1～3分）	可操作性（1～3分）	指标修改意见
C19. 中医心理咨询（干预）人次占比	考察机构中医心理咨询（干预）服务人次占比，计算方法：中医心理咨询（干预）人次占比＝中医心理咨询（干预）服务人次/心理咨询（干预）总人次×100%				
需要增加的指标：					
需要删除的指标：					

（八）中医康复护理服务变量的对应指标咨询表

三级指标	指标内涵	重要性（1～5分）	确切性（1～3分）	可操作性（1～3分）	指标修改意见
C20. 中医康复护理计划制定人次占比	考察机构中医康复护理计划制定人次占比，计算方法：中医康复护理计划制定人次占比＝中医康复护理计划制定人次/康复护理计划制定总人次×100%				
C21. 中医非药物疗法康复护理人次占比	考察机构中医非药物疗法康复护理人次占比，计算方法：中医非药物疗法康复护理人次占比＝中医非药物疗法康复护理人次/康复护理总人次×100%				
需要增加的指标：					
需要删除的指标：					

（九）服务产出变量的对应指标咨询表

三级指标	指标内涵	重要性（1～5分）	确切性（1～3分）	可操作性（1～3分）	指标修改意见
C22. 服务项目提供数量	考察机构提供的服务项目数量				
C23. 服务的老年人数量	考察在机构接受服务的老年人数量				
C24. 生活质量提升情况	考察在机构接受服务的老年人生活质量提升情况				
需要增加的指标：					
需要删除的指标：					

（十）服务合格率变量的对应指标咨询表

三级指标	指标内涵	重要性（1～5分）	确切性（1～3分）	可操作性（1～3分）	指标修改意见
C25. 服务项目完成率	考察机构服务项目的完成率，计算方法：服务项目的完成率＝服务项目完成人次/接受服务项目总人次×100%				
C26. 服务时间准确率	考察机构服务时间的准确率，计算方法：服务时间准确率＝准时开展服务人次/接受服务总人次×100%				
C27. 有效投诉结案率	考察机构有效投诉的结案率，计算方法：有效投诉结案率＝有效投诉结案数/有效投诉总数×100%				
需要增加的指标：					
需要删除的指标：					

（十一）服务满意度变量的对应指标咨询表

三级指标	指标内涵	重要性（1～5分）	确切性（1～3分）	可操作性（1～3分）	指标修改意见
C28. 老年人/家属满意度	考察在机构接受服务的老年人/家属对资源提供、服务过程、服务收费的满意度				
C29. 工作人员满意度	考察机构工作人员对工作环境、机构管理、工资待遇、培训机会、职称晋升、发展前景等的满意度				
需要增加的指标：					
需要删除的指标：					

四、专家权威性自评表

填表说明：请您根据自己实际情况在合适的栏目中打"√"。

判断依据	对专家判断的影响程度		
	大	中	小
理论分析			
实践经验			
国内外同行的了解			
直觉判断			

五、专家熟悉程度自评表

填表说明：请在相应的栏目中打"√"。

熟悉程度	非常熟悉	比较熟悉	一般	不熟悉	非常不熟悉
专家自评					

第二部分　专家基本信息

填表说明：请您在没有参考选项的空格内直接填上您的信息，在有参考选项前的空格内填写参考选项序号。

姓名		性别		出生年月	
文化程度	A. 博士研究生　B. 硕士研究生　C. 本科　D. 大专及以下				工作单位
岗位类别	A. 政府部门工作人员　B. 高校/科研院所研工作人员　C. 医院工作人员　D. 医养结合机构工作人员　E. 其他				
职称	A. 正高级　B. 副高级　C. 中级　D. 初级　E. 无				
职务	A. 厅局级　B. 县处级　C. 科级　D. 一般工作人员				
工作年限	___年		从事工作年限：___年		
是否研究生导师	A. 是，博士研究生导师　B. 是，硕士研究生导师　C. 否		从事工作年限：___年		
从事的专业领域	专业领域1	A. 医院管理　B. 卫生管理　C. 健康管理　D. 经济学　E. 卫生统计			
	专业领域2	F. 健康养老　G. 社会医学　H. 预防医学　I. 中医学　J. 临床医学 K. 护理学　L. 公共卫生　M. 社会学　N. 其他			
您的手机号码				您的电子邮箱	

本轮函询到此结束，衷心感谢您的指导！再次祝您身体健康、工作顺利、生活愉快！

附录 3：居家社区中医药特色医养结合服务绩效评价指标体系专家咨询表（第二轮）

尊敬的专家：

　　您好！在第一轮专家咨询的基础上，我们对评价指标体系进行了修改完善，形成了第二轮专家咨询问卷。现将修订后的指标体系发给您，敬请您在百忙之中抽出时间再次给予指导，谢谢！以下是我们根据专家打分和修改意见对指标进行修改的内容：

1. 新增的指标：

三级指标："运行机制"。

2. 修改的指标：

三级指标：将"开设中医健康教育微信公众平台情况"修改为"开设中医健康教育自媒体情况"。

3. 删除的指标：

三级指标："中医心理咨询（干预）服务人次占比"。

期待您能在 11 月 15 日前将完成后的第二轮专家咨询表并发回电子邮箱反馈给我们，谢谢！

联系人：　　　　联系电话：

2022 年 11 月 7 日

161

第一部分：居家社区中医药特色医养结合服务绩效评价指标体系专家咨询表

一、填表说明：

（一）居家社区中医药特色医养结合服务绩效评价指标体系包括一级指标 3 项，二级指标 11 项，三级指标 29 项。

（二）各项指标评分可参照第一轮专家咨询表填写。

1. 重要性：指某项指标在居家社区中医药特色医养结合服务绩效评价中的重要性大小。

打分标准：很不重要 =1 分，不重要 =2 分，一般 =3 分，重要 =4 分，很重要 =5 分。

2. 确切性：指某项指标反映居家社区中医药特色医养结合服务绩效涵盖内容的贴切、准确程度。

打分标准：弱 =1 分，中 =2 分，强 =3 分。

3. 可操作性：指某项指标在进行居家社区中医药特色医养结合服务绩效评价时的可行程度。

打分标准：弱 =1 分，中 =2 分，强 =3 分。

（三）若您认为需要新增、修改或删除某项指标，请在相应的"指标修改意见"栏内进行标注。

专家咨询表

一、一级指标专家咨询表

一级指标	重要性		确切性			可操作性			指标修改意见
	第一轮咨询结果	评分 1～5分：很不重要=1分，不重要=2分，一般=3分，重要=4分，很重要=5分	第一轮咨询结果		评分 1～3分：弱=1分，中=2分，强=3分	第一轮咨询结果		评分 1～3分：弱=1分，中=2分，强=3分	
	满分率（%）	均值		满分率（%）	均值		满分率（%）	均值	
A1. 服务结构	77.78	4.78		80.56	2.81		77.78	2.75	
A2. 服务过程	94.44	4.94		83.33	2.83		77.78	2.78	
A3. 服务结果	94.44	4.94		80.56	2.81		75.00	2.72	

二、二级指标专家咨询表

一级指标	二级指标	重要性		确切性		可操作性		指标修改意见
		第一轮咨询结果	评分 1～5分	第一轮咨询结果	评分 1～3分	第一轮咨询结果	评分 1～3分	
		满分率（%）	均值	满分率（%）	均值	满分率（%）	均值	
A1. 服务结构	B1. 政府支持	83.33	4.83	88.89	2.89	86.11	2.83	
	B2. 资源投入	94.44	4.94	88.89	2.89	88.89	2.89	
	B3. 组织管理	86.11	4.83	80.56	2.81	72.22	2.69	

163

续表

一级指标	三级指标	重要性 第一轮咨询结果 满分率(%)	均值	评分 1~5分	确切性 第一轮咨询结果 满分率(%)	均值	评分 1~3分	可操作性 第一轮咨询结果 满分率(%)	均值	评分 1~3分
A2. 服务过程	B4. 基本医养结合	41.67	4.22		38.89	2.33		69.44		2.67
	B5. 中医健康教育	86.11	4.86		88.89	2.89		83.33		2.83
	B6. 中医药健康管理	86.11	4.86		83.33	2.83		77.78		2.75
	B7. 中医诊疗	86.11	4.86		80.56	2.81		75.00		2.72
	B8. 中医康复护理	91.67	4.92		86.11	2.86		80.56		2.78
A3. 服务结果	B9. 服务产出	44.44	4.28		72.22	2.72		63.89		2.64
	B10. 服务合格率	86.11	4.81		73.33	2.78		72.22		2.67
	B11. 服务满意度	86.11	4.83		83.33	2.81		63.89		2.61

三、三级指标专家咨询表

一级指标	二级指标	三级指标	重要性 第一轮咨询结果 满分率(%)	均值	评分 1~5分	确切性 第一轮咨询结果 满分率(%)	均值	评分 1~3分	可操作性 第一轮咨询结果 满分率(%)	均值	评分 1~3分	指标修改意见
A1 服务结构	B1 政府支持	C1. 政策支持	91.67	4.92		97.22	2.94		91.67	2.92		
		C2. 资金支持	86.11	4.83		91.67	2.89		91.67	2.89		

• 附录3：居家社区中医药特色医养结合服务绩效评价指标体系专家咨询表（第二轮）

续表

A	B	C						
A1 服务结构	B2 资源投入	C3. 人力资源投入	94.44	4.92	86.11	2.86	94.44	2.92
		C4. 财力资源投入	97.22	4.94	80.56	2.81	94.44	2.89
		C5. 物力资源投入	94.44	4.92	83.33	2.83	88.89	2.86
	B3 组织管理	C6. 组织建设	88.89	4.86	88.89	2.83	80.56	2.78
		C7. 制度建设	86.11	4.83	83.33	2.81	72.22	2.64
		C8. 运行机制	新增	新增	新增	新增	新增	新增
A2 服务过程	B4 基本医养结合	C9. 居家社区养老服务	88.89	4.89	72.22	2.72	66.67	2.64
		C10. 基本医疗卫生服务	91.67	4.92	72.22	2.72	72.22	2.69
	B5 中医健康教育	C11. 提供中医健康教育资料情况	41.67	4.28	75.00	2.75	77.78	2.78
		C12. 举办中医健康教育讲座情况	69.44	4.64	77.78	2.78	88.89	2.89
		C13. 设置中医健康教育宣传栏个数	33.33	4.08	72.22	2.69	83.33	2.83
		C14. 开设中医健康教育自媒体情况	63.89	4.50	69.44	2.69	80.56	2.81
	B6 中医药健康管理	C15. 中医健康档案建档率	91.67	4.89	97.22	2.97	94.44	2.94
		C16. 中医健康档案动态管理率	83.33	4.83	86.11	2.86	80.56	2.81
		C17. 中医养生保健指导服务人次	91.67	4.92	80.56	2.81	66.67	2.64
	B7 中医诊疗	C18. 中医诊疗人次占比	94.44	4.92	88.89	2.89	83.33	2.83
		C19. 中药处方比例	94.44	4.92	91.67	2.92	88.89	2.89

续表

A列	B列	C指标						
A2 服务过程	B8 中医康复护理	C20. 中医康复护理计划制定人次占比	72.22	4.69	86.11	2.86	83.33	2.81
		C21. 中医非药物疗法康复护理人次占比	75.00	4.72	88.89	2.89	83.33	2.81
A3 服务结果	B9 服务产出	C22. 服务项目提供数量	47.22	4.36	77.78	2.78	91.67	2.89
		C23. 服务的老年人数量	88.89	4.81	86.11	2.86	91.67	2.89
		C24. 老年人自评生活质量提升情况	91.67	4.92	72.22	2.67	50.00	2.33
	B10 服务合格率	C25. 服务项目完成率	77.78	4.75	75.00	2.72	86.11	2.81
		C26. 服务时间准确率	77.78	4.75	72.22	2.69	72.22	2.67
		C27. 有效投诉结案率	91.67	4.92	86.11	2.81	80.56	2.75
	B11 服务满意度	C28. 老年人满意度	94.44	4.92	83.33	2.81	66.67	2.61
		C29. 工作人员满意度	94.44	4.92	77.78	2.72	69.44	2.64

您的姓名：＿＿＿＿＿＿

本轮函询到此结束，衷心感谢您的指导！再次祝您身体健康、工作顺利、生活愉快！

• 附录 4：居家社区中医药特色医养结合机构基本情况调查问卷

附录 4：居家社区中医药特色医养结合机构基本情况调查问卷

（地市：_____ 区县：_____ 机构名称：_____ 问卷编号：_____）

尊敬的机构负责人：

您好！为进一步提升居家社区中医药特色医养结合服务质量，我们开展了居家社区中医药特色医养结合的调查工作。请您根据问卷中的题目，结合机构的真实情况进行填写。此次调查仅做学术研究使用，所有信息将严格保密，研究过程只做群体性分析，不会对您个人及所在机构产生任何不良影响。

非常感谢您的支持和帮助！祝您和家人身体健康，工作顺利，生活愉快！祝贵机构越办越好！

2022 年 11 月

一、调查对象的一般资料（请在 "空格" 或 "—" 上填写相应内容，或在相应选项前的 "□" 内打 "√"。）

您的姓名是						您的出生年月是	__年__月
您的民族是	□汉族	□壮族	□回族	□满族	□维吾尔族	□其他	您所学的专业是	
您的学历是	□高中及以下	□大专	□本科	□硕士	□博士		您在贵机构的工作年限是	__年
您的技术职称是	□无职称	□初级	□中级	□副高级	□正高级		您的联系方式是	

167

一、机构基本情况（请在"___"上填写相应数据，或在相应选项前的"□"内打"√"。）

1. 机构名称	
2. 机构成立时间	___年___月
3. 机构所在社区	___省___市___区___街道___社区
4. 机构性质（类型）	□公办公营 □民办民营 □公私合作 □其他:___（请注明）
5. 机构所有权归属	□政府 □社会资本 □其他:___（请注明）
5. 直接上级主管部门	□卫生健康管理部门 □民政部门 □其他:___（请注明）
6. 床位总数	___张 2022年6月以来床位使用率 ___%
7. 服务模式	□医疗卫生机构开展养老服务 □养老机构设立医疗卫生机构 □医疗卫生机构与养老机构合作 □其他___（请注明）

二、服务绩效

8. 国家和河南省出台了系列支持居家社区中医药特色医养结合发展的政策文件（　　）

A.非常不同意　B.不同意　C.一般　D.同意　E.非常同意

9. 国家和河南省给予居家社区中医药特色医养结合强有力的资金支持（　　）

A.非常不同意　B.不同意　C.一般　D.同意　E.非常同意

10. 贵机构人员构成情况（请在表格中相应位置填上具体数据，单位：人）

题项	人数			职称					年龄					学历				
	总人数	事业编制人数	非事业编制人数	无职称	初级	中级	副高级	正高级	30岁及以下	31到40岁	41到50岁	51到60岁	60岁以上	高中及以下	大专	本科	硕士	博士
总计																		
其中：管理人员																		
执业医师																		
中医类别执业医师																		
护士																		
中医护士																		
康复技师																		
中医康复技师																		
养老护理员																		
掌握中医技术养老护理员																		

11. 贵机构财力资源投入情况（请在表格中相应位置填上具体数据）

题项	总计（2019～2021年）	其中：		
		2021年	2020年	2019年
资金投入总额（元）				
收入总额（元）				

169

12. 贵机构物力资源投入情况（请在表格中相应位置填上具体数据）

题项	数值
固定资产总值（万元）	
医疗设备总值（万元）	
中医医疗设备总值（万元）	
养老设施总值（万元）	
养老服务用房面积（平方米）	
中医药服务用房间数（间）	

13. 贵机构建立了健全的组织机构（　）

A. 非常不同意　　B. 不同意　　C. 一般　　D. 同意　　E. 非常同意

14. 贵机构建立了健全的管理制度（　）

A. 非常不同意　　B. 不同意　　C. 一般　　D. 同意　　E. 非常同意

15. 贵机构建立了完善的运行机制（　）

A. 非常不同意　　B. 不同意　　C. 一般　　D. 同意　　E. 非常同意

16. 贵机构提供全面的生活照料、助餐、助浴、助洁、助行、助医、相谈、代办、文化娱乐等居家社区养老服务
（　）

A. 非常不同意　　B. 不同意　　C. 一般　　D. 同意　　E. 非常同意

170

17. 贵机构提供全面的健康教育、健康管理、基本诊疗、康复护理等基本医疗卫生服务（　　）

A. 非常不同意　B. 不同意　C. 一般　D. 同意　E. 非常同意

18. 贵机构 2022 年 6 月以来共为 60 岁及以上老年人发放中医健康教育印刷资料_____类、_____份。

19. 贵机构 2022 年 6 月以来共围绕 60 岁及以上老年人举办中医健康教育讲座（中医健康教育咨询活动）_____次，参加_____人，其中线上_____次，参加_____人，线下_____次，参加_____人。

20. 贵机构 2022 年 6 月以来围绕 60 岁及以上老年人设置了中医健康教育宣传栏_____个。

21. 贵机构针对 60 岁及以上老年人共开设了_____种形式的中医健康教育自媒体，分别是（如微信公众号、视频号等）_____。

22. 贵机构所在社区常住人口数_____人，其中 60 岁及以上老年人_____人；60 岁及以上老年人中，建立中医健康档案（指记录有中医内容的档案）的有_____人，其中 2022 年 6 月以来进行中医健康档案动态管理（指有中医内容更新的档案）的有_____人。

23. 贵机构 2022 年 6 月以来共为 60 岁及以上老年人提供情志调摄、饮食调养、起居调摄、运动保健、穴位保健等中医养生保健指导服务_____人次。

24. 贵机构 2022 年 6 月以来针对 60 岁及以上老年人的总诊疗人次为_____人次，其中中医诊疗人次为_____人次。

25. 贵机构 2022 年 6 月以来为 60 岁及以上老年人开具处方数总数_____个，其中中药（含中药饮片、中成药）处

171

方____个。

26. 贵机构 2022 年 6 月以来共为 60 岁及以上老年人制定康复护理计划____人次，其中制定中医康复护理计划____个。

27. 贵机构 2022 年 6 月以来共为 60 岁及以上老年人提供康复护理____人次，其中中医非药物疗法康复护理____人次。

28. 贵机构围绕 60 岁及以上老年人能够提供的服务项目数量共____个，其中居家社区养老服务____个、中医药特色服务____个。

29. 贵机构 2022 年 6 月以来服务的 60 岁及以上老年人共____人次，其中准时开展服务____人次，服务项目完成____人次。

30. 贵机构 2022 年 6 月以来收到围绕 60 岁及以上老年人服务的投诉____人次，其中有效投诉____人次，有效投诉结案____人次。

本次调查到此结束，衷心感谢您的支持和帮助！再次祝祝您身体健康、工作顺利、生活愉快！祝贵机构越办越好！

附录5：居家社区中医药特色医养结合机构
工作人员满意度调查问卷

（地市：_____　　区县：_____　　机构名称：_____　　问卷编号：_____）

尊敬的女士/先生：

　　您好！为进一步提升居家社区中医药特色医养结合服务质量，我们开展了居家社区中医药特色医养结合的调查工作。感谢您能在百忙之中抽空填写此问卷，此次调查仅做学术研究使用，所有信息将严格保密，不会对您个人及所在机构产生任何不良影响。答案无对错之分，请您结合自己情况填写。

　　非常感谢您的支持和帮助！祝您和家人身体健康、工作顺利、生活愉快！

2022 年 11 月

一、个人基本信息（请在"空格"或"___"上填写相应内容，或在相应选项前的"□"内打"√"）

您的性别		您的出生年月	___年___月	
您的民族	□汉族　　□壮族　　□回族　　□满族　　□维吾尔族　　□其他			
您所学的专业			您在贵机构的工作年限是	___年
您的学历	□从未上过学　　□小学　　□初中　　□高中/中专 □大专　　□本科　　□硕士　　□博士			
您在贵机构的职务是	□一般工作人员　　□基层管理人员 □中层管理人员　　□高层管理人员			
岗位类别				
您的岗位类别 （如同时是管理人员和专业技术人员，可选2项）		您是否具有中医药背景 （中医药相关专业毕业或接受过中医技能培训）		
管理人员	□是　　□否	□是　　□否		
执业医师	□是　　□否	□是　　□否		
护士	□是　　□否	□是　　□否		
康复技师	□是　　□否	□是　　□否		
养老护理员	□是　　□否	□是　　□否		
其他工作人员	□是　　□否	□是　　□否		

二、工作满意度调查

1. 您对目前的工作环境感到满意（　　　）

A. 非常不同意　B. 不同意　C. 一般　D. 同意　E. 非常同意

2. 您对贵机构的领导和组织管理感到满意（　　　）

A. 非常不同意　B. 不同意　C. 一般　D. 同意　E. 非常同意

3. 您对贵机构的工资收入感到满意（　　　）

A. 非常不同意　B. 不同意　C. 一般　D. 同意　E. 非常同意

4. 您对贵机构工资之外的各项福利待遇感到满意（　　　）

A. 非常不同意　B. 不同意　C. 一般　D. 同意　E. 非常同意

5. 您对贵机构的培训机会感到满意（　　　）

　　A. 非常不同意　B. 不同意　C. 一般　D. 同意　E. 非常同意

6. 您对贵机构的职称晋升感到满意（　　　）

　　A. 非常不同意　B. 不同意　C. 一般　D. 同意　E. 非常同意

7. 您对贵机构的职位晋升感到满意（　　　）

　　A. 非常不同意　B. 不同意　C. 一般　D. 同意　E. 非常同意

8. 您对贵机构的职业发展前景感到满意（　　　）

　　A. 非常不同意　B. 不同意　C. 一般　D. 同意　E. 非常同意

9. 您对贵机构的上下级关系感到满意（　　　）

　　A. 非常不同意　B. 不同意　C. 一般　D. 同意　E. 非常同意

10. 您对贵机构的同事关系感到满意（　　　）

　　A. 非常不同意　B. 不同意　C. 一般　D. 同意　E. 非常同意

11. 您对您目前所处的社会地位感到满意（　　　）

　　A. 非常不同意　B. 不同意　C. 一般　D. 同意　E. 非常同意

12. 您对老年人对您工作的认可程度感到满意（　　　）

　　A. 非常不同意　B. 不同意　C. 一般　D. 同意　E. 非常同意

13. 总体来说，您对您目前所从事的工作感到满意（　　　）

　　A. 非常不同意　B. 不同意　C. 一般　D. 同意　E. 非常同意

本次调查到此结束，衷心感谢您的支持和帮助！

附录 6：居家社区中医药特色医养结合的服务需求、利用及满意度调查问卷

（地市：＿＿＿ 区县：＿＿＿ 社区：＿＿＿ 问卷编号：＿＿＿）

尊敬的老年朋友：

您好！为更好地给您提供服务，我们开展了居家社区中医药特色医养结合的调查工作。感谢您能在百忙之中抽空填写此问卷，此次调查仅做学术研究使用，所有信息将严格保密，不会对您个人及所在社区产生任何不良影响。答案无对错之分，请您按照本人的真实情况填写，我们将不胜感激。非常感谢您的支持和帮助！祝您和家人身体健康、工作顺利、生活愉快！

2022 年 11 月

第一部分　基本信息

填表说明：请您在相应选项前的"□"内打"√"，或在＿＿＿上填写相应内容。

序号	项目	内容／选项
1	您的性别是	□男　□女
2	您的出生年月是	＿＿＿年＿＿＿月
3	您的户口类型是	□城市户口　□农村户口

• 附录6：居家社区中医药特色医养结合的服务需求、利用及满意度调查问卷

4	您的民族是	□汉族 □壮族 □回族 □满族 □维吾尔族 □其他
5	您的学历是	□从未上过学 □小学 □初中 □高中/中专 □大专 □本科 □硕士研究生 □博士研究生
6	您退休前的职业是	□企业工作人员 □农民 □教师 □政府部门工作人员 □军人 □医务人员 □其他
7	您的婚姻状况是	□未婚 □已婚 □离婚 □丧偶 □其他
8	您有几个孩子	您共有___个孩子，其中儿子___个，女儿___个。
9	您的居住方式是	□与配偶和子女同住 □与配偶同住 □与子女同住 □独自居住（有保姆） □独自居住（无保姆） □入住养老机构 □其他
10	您的家庭年收入是	□2万元以下 □2～3万元 □3～5万元 □5～8万元 □8～10万元 □10万元以上
11	您的经济来源是（可多选）	□养老金 □子女补贴 □亲友资助 □其他补贴
12	您现在参与了哪种医疗保险（可多选）	□未参与任何医疗保险 □城镇职工医疗保险 □城乡居民医疗保险 □新型农村合作医疗 □商业医疗保险
13	您是否患有经医生诊断确诊的慢性病（可多选）	□健康，无慢性病 □心脏病 □高血压 □老年慢性支气管炎（或肺气肿）□糖尿病 □恶性肿瘤 □血脂异常 □消化系统疾病 □颈肩腰腿疼 □慢性肾病 □记忆相关疾病（如老年痴呆、脑萎缩、帕金森症）□情感及精神方面问题 □脑卒中 □其它慢性疾病
14	您的生活自理情况是	□正常 □轻度依赖 □中度依赖 □重度依赖
15	总的来说，您的健康状况是	□很好 □好 □一般 □不好 □很不好

第二部分　居家社区中医药特色医养结合服务需求、服务利用及满意度

填表说明：只需在表格中空白处填写相应数据即可，灰色区域加"——"部分不需要请填写。

项目	A. 您对此项服务的需求度 按 1～5 进行打分 （1＝完全没有需求、2＝没有需求、3＝一般、4＝比较有需求、5＝非常有需求）	B. 您 2022 年 6 月以来是否接受过此项服务？ 接受过填写"1"，没有接受过填写"2"。如此列填写"2"，不用再填写 C 列	C. 您对此项服务的满意度 按 1～5 进行打分 （1＝非常不满意、2＝不满意、3＝一般、4＝比较满意、5＝非常满意）
16. 生活照料、助餐、助浴、助洁、助医、相谈、代办、文化娱乐等居家社区养老服务			
17. 健康教育、健康管理、基本诊疗、康复护理等基本医疗卫生服务			
18. 饮食起居、情志（情感和心理活动）调摄、食疗药膳、运动锻炼等中医健康教育			
19. 中医健康档案建档			
20. 中医健康档案动态管理			
21. 情志（情感和心理活动）调摄、饮食调养、起居调摄、运动保健、穴位保健等中医养生保健指导			
22. 诊疗疾病、开具中药处方等中医诊疗服务			
23. 针灸、推拿、拔罐、刮痧等非药物疗法中医康复护理服务			

续表

24. 您对该机构服务流程的满意度	—	—
25. 您对该机构服务收费的满意度	—	—
26. 总的来说，您对该机构提供服务的满意度	—	—

27. 该机构提供的服务改善了您的生活质量（　）

A. 完全不同意　　B. 不同意　　C. 一般　　D. 同意　　E. 完全同意

本次调查到此结束，谢谢您！

179

附录 7：居家社区中医药特色医养结合机构
负责人半结构式访谈提纲

1. 请问贵机构是哪年成立的？

2. 请问贵机构都提供哪些中医药特色医养结合服务？

3. 请您简要介绍一下贵机构的服务模式（机构性质、运行模式、合作机构等）。

4. 请问贵机构是怎样和养老机构、医疗卫生机构建立联系的？

5. 请您简要介绍一下贵机构在合作网络中的地位和作用。

6. 请问贵机构是否形成了规范化的服务流程？

7. 请您简要介绍一下贵机构工作人员的薪酬待遇、工作强度、工作满意度等。

8. 请问贵机构所属社区常住人口是多少？ 60 岁及以上老年人人数是多少？

9. 请问贵机构所属社区内老年人 2022 年 6 月以来到贵机构接受过服务或正在接受服务的人数是多少？

10. 请问 2022 年 6 月以来老年人主要在贵机构接受了哪些服务？

11. 请问国家和河南省对于居家社区中医药特色医养结合的政策支持力度如何？

12. 请问国家和河南省对于居家社区中医药特色医养结合的资金支持力度如何？

13. 请问您觉得贵机构在开展服务过程中，面临的最大困难和突出问题是什么？解决问题的关键是什么？

附录8：居家社区中医药特色医养结合机构工作人员半结构式访谈提纲

1. 请问您是哪年到贵机构工作的？

2. 请问您为什么选择到贵机构工作？

3. 请问您每周的工作时间、工作强度和月收入情况如何？

4. 请问您在贵机构接受培训的情况如何？

5. 请问贵机构的职称晋升情况如何？

6. 请问您如何看待服务对象的认可程度？

7. 请问您在贵机构工作的满意度如何？如果按1～5（1代表满意度最低，5代表满意度最高）进行打分的话，您打几分？

8. 请问您认为如何提升服务质量？

附录9：老年人半结构式访谈提纲

1. 请问您的年龄、婚姻状况？

2. 请问您有几个孩子？儿子几个？女儿几个？

3. 请问您的家庭年收入是多少？主要收入来源有哪些？

4. 请问您都参与了哪种医疗保险？

5. 请问您是否有经医生确诊的慢性病？

6. 请问您更倾向于居家养老、社区养老还是机构养老？

7. 请问您希望健康养老场所在离家多远的距离内？

8. 请问您每月愿意支付的健康养老服务费用是多少？

9. 请问您觉得对于老年人来说，养老和医疗哪个更重要？

10. 请问您是否听说过居家社区中医药特色医养结合？

11. 请问您觉得居家社区中医药特色医养结合有哪些优点？

12. 请问您是否接受过居家社区中医药特色医养结合服务？都接受过哪些服务？

13. 请问您为什么选择该机构接受居家社区中医药特色医养结合服务？

14. 请问您在该机构接受服务后，关于服务流程、质量、收费等的满意度如何？

15. 如有需要，您是否还会到该机构接受居家社区中医药特色医养结合？

16. 请问您是否会推荐您的朋友或家人到该机构接受中医药特色医养结合服务？

17. 请问您觉得该机构还有哪些需要改进的地方？

附录 10：卫生健康管理部门半结构式访谈提纲

1. 请问河南省人口老龄化的情况如何？老年人健康状况怎样？

2. 请问河南省医养结合的发展现状如何？

3. 请问河南省社区医养结合的发展现状如何？

4. 请问河南省居家社区养老的发展现状如何？

5. 请问河南省社区医养结合融入中医药健康服务的情况如何？

6. 请问河南省出台了哪些政策支持居家社区中医药特色医养结合的发展？

7. 请问河南省是否给予了居家社区中医药特色医养结合资金支持？支持力度如何？

8. 请问目前河南省居家社区中医药特色医养结合发展存在的问题及其原因主要有哪些？

9. 请问针对当前河南省居家社区中医药特色医养结合发展存在的问题，您认为可以采取哪些有效措施？

10. 请问未来一段时间是否会出台更多的政策支持居家社区中医药特色医养结合的发展？

11. 请问未来一段时间是否会给予居家社区中医药特色医养结合更多的资金支持？

12. 请问您认为居家社区中医药特色医养结合未来发展趋势如何？

附录 11：民政部门半结构式访谈提纲

1. 请问河南省人口老龄化的程度如何？

2. 请问河南省养老服务的发展现状如何？

3. 请问河南省居家社区养老服务发展现状如何？

4. 请问河南省医养结合的发展现状如何？

5. 请问河南省社区医养结合的发展现状如何？

6. 请问河南省社区医养结合融入中医药健康服务的情况如何？

7. 请问河南省出台了哪些政策支持居家社区中医药特色医养结合的发展？

8. 请问河南省是否给予了居家社区中医药特色医养结合资金支持？支持力度如何？

9. 请问目前河南省居家社区中医药特色医养结合发展存在的问题及原因主要有哪些？

10. 请问针对当前河南省居家社区中医药特色医养结合发展存在的问题，您认为可以采取哪些有效措施？

11. 请问您认为居家社区中医药特色医养结合未来发展趋势如何？

12. 请问未来一段时间是否会出台更多的政策支持居家社区中医药特色医养结合的发展？

13. 请问未来一段时间是否会给予居家社区中医药特色医养结合更多的资金支持？

附录 12：人社部门半结构式访谈提纲

1. 请问贵单位是否出台了支持河南省社区医养结合发展的政策文件？

2. 请问贵单位是否给予了河南省居家社区医养结合发展的资金支持？支持力度如何？

3. 请问贵单位对居家社区中医药特色医养结合发展的支持力度如何？

4. 请问您认为河南省居家社区中医药特色医养结合发展的现状如何？存在哪些问题？主要原因是什么？

5. 请问针对当前河南省居家社区中医药特色医养结合发展存在的问题，您认为可以采取哪些有效措施？

6. 请问您认为居家社区中医药特色医养结合未来发展趋势如何？

7. 请问未来一段时间是否会出台更多的政策支持居家社区中医药特色医养结合的发展？

8. 请问未来一段时间是否会给予居家社区中医药特色医养结合更多的资金支持？

主要参考文献

【期刊】

［1］穆光宗，张团.我国人口老龄化的发展趋势及其战略应对［J］.华中师范大学学报（人文社会科学版），2011，50（5）：29-36.

［2］邬沧萍，王琳，苗瑞凤.中国特色的人口老龄化过程、前景和对策［J］.人口研究，2004（1）：8-15.

［3］Murphy J.Community care for the elderly［J］.Royal Society of Health journal，1978，98（1）：6-9.

［4］Barnes M.Community Care：The Ethics of Care in a Residential Community［J］.Ethics and Social Welfare，2019，14（8）：1-16.

［5］Seston EM，Magola E，Bower P，et al.Supporting patients with long - term conditions in the community：Evaluation of the Greater Manchester Community Pharmacy Care Plan Service［J］.Health And Social Care in the Community，2020，28（5）：1671-1687.

［6］Malcolm L.Service management：a New Zealand model for shifting the balance from hospital to community care［J］.International Journal of Health Planning and Management，1991，6（1）：23-35.

［7］Sharkey，Peter.Community work and community care：Links in practice and in education［J］.Social Work Education，2000，19（1）：7-17.

［8］Jason L，Powell.Personalization and Community Care：A Case Study of the British System［J］.Ageing International，2011，37（1）：16-24.

［9］Parasuraman A，Zeithaml V，Berry L.SERVQUAL：A Multiple-Item Scale for Measuring Consumer Perceptions of Service Quality［J］. Journal of Retailing，1988，64（1）：12-40.

［10］Gonzalez L.A Focus on the Program of All-Inclusive Care for the Elderly（PACE）［J］.Journal of Aging & Social Policy，2017，29（5）：1-16.

［11］Cortes T A，Sullivan-Marx E M.A Case Exemplar for National Policy Leadership：Expanding Program of All-Inclusive Care for the Elderly（PACE）［J］.Journal of Gerontological Nursing，2016，42（3）：9-14.

［12］Mcnabney M K，Suh T T，Sellers V，et al.Aligning geriatric medicine fellowships with the Program of All-Inclusive Care for the Elderly（PACE）［J］.Gerontology & Geriatrics Education，2021，42（1）：2-12.

［13］Wichmann A B，Adang E，Vissers K，et al.Decreased costs and retained QoL due to the 'PACE Steps to Success' intervention in LTCFs：Cost-effectiveness analysis of a randomized controlled trial［J］.BMC medicine，2020，18（1）：258.

［14］Flanagan S，Damery S，Combes G.The effectiveness of integrated care interventions in improving patient quality of life（QoL）for patients with chronic conditions.An overview of the systematic review evidence［J］.Health & Quality of Life Outcomes，2017，15（1）：188-198.

［15］Harlock J，Caiels J，Marczak J，et al.Challenges in integrating health and social care：the Better Care Fund in England［J］.Journal of Health Services Research & Policy，2019，25（2）：86-93.

［16］李运华，姜腊.日本长期护理保险制度改革及启示［J］.经济体制改革，2020（3）：167-172.

［17］杨哲，王茂福.日本医养结合养老服务的实践及对我国的启示［J］.社会保障研究，2021（1）：93-102.

［18］Chen L，Xu X.Effect Evaluation of the Long-Term Care Insurance（LTCI）System on the Health Care of the Elderly：A Review［J］.J

Multidiscip Healthc，2020，25，（13）：863-875.

　［19］杨柯，汪志涛 . 人工智能赋能下的社区居家养老服务模式构建研究［J］. 云南行政学院学报，2020，22（3）：145-152.

　［20］穆光宗，朱泓霏 . 中国式养老：城市社区居家养老研究［J］. 浙江工商大学学报，2019（03）：92-100.

　［21］李长远 . 社区居家医养结合养老服务模式的比较优势、掣肘因素及推进策略［J］. 宁夏社会科学，2018（06）：161-167.

　［22］温海红，王怡欢 . 居家社区养老服务质量及其影响因素分析——基于陕西省三市调查数据［J］. 河北大学学报（哲学社会科学版），2019，44（2）：139-148.

　［23］郭东，李惠优，李绪贤，等 . 医养结合服务老年人的可行性探讨［J］. 国际医药卫生导报，2005，21（11）：43-44.

　［24］米红，袁晓航，李晔 . 医养结合养老机构面临的内忧外患［N］. 中国劳动保障报，2013-12-20（3）.

　［25］赵艺，马欣婷，曾玉娟 . 医养结合型养老模式的运营问题研究［J］. 管理观察，2014（24）：187-188.

　［26］吴玉韶，王莉莉 . 推进医养结合是养老产业发展方向［J］. 中国医院院长，2015（19）：80-81.

　［27］王阳，田帆，范宁玥，等 . 老年人对医养结合型医疗机构的认知、入住意愿及支付意愿—基于成都市的实证分析［J］. 中国卫生政策研究，2017，10（8）：18-22.

　［28］李长远，张会萍 . 民族地区老年人对社区居家医养结合养老服务模式选择意愿及影响因素分析——基于安德森行为模型的实证研究［J］. 云南民族大学学报（哲学社会科学版），2018，35（5）：135-143.

　［29］刘晓楚，杨良琴，罗玉茹，等 . 基于 Andersen 行为模型的社区老年人医养结合养老需求分析［J］. 中国全科医学，2019，22（2）：180-187.

　［30］张旭，辛越，闫凤茹 . 太原市老年人"医养结合"认知现状及影

响因素分析［J］.中国公共卫生，2020，36（4）：533-536.

［31］张良文，曾雁冰，王丽霞，等.基于 Andersen 模型的"医养结合"型机构养老需求的影响因素研究［J］.中国卫生统计，2019，36（3）：339-343.

［32］封铁英，南妍.医养结合养老模式实践逻辑与路径再选择——基于全国养老服务业典型案例的分析［J］.公共管理学报，2020，17（3）：113-125+173.

［33］丁建定，樊晴晴.SWOT 分析视角下城镇失能老人医养结合服务模式研究［J］.社会保障研究，2017（4）：14-20.

［34］李从容，李媛媛，刘凡.社区医养结合模式整合构建探析［J］.中国卫生经济，2019，38（7）：40-43.

［35］申俊龙，申远，王鸿江.健康老龄化视域下"医养结合"模式研究［J］.价格理论与实践，2019（9）：15-19.

［36］佘靖.发挥中医药特色优势要不断创新持续发展［J］.中国医药指南，2006（1）：8-9.

［37］王云，徐颖，王明，等.北京市老年居民对社区中医药医养结合模式认知现状调查研究［J］.中华中医药杂志，2019，34（11）：5463-5465.

［38］司富春，宋雪杰，高燕，等.我国中医"医养结合"养老模式探析［J］.中医研究，2016，29（8）：1-3.

［39］章晓懿，梅强.社区居家养老服务绩效评估指标体系研究［J］.统计与决策，2012，372（24）：73-75.

［40］杨倩文，杨硕，王家合.政府购买机构养老服务绩效评价指标体系构建与实证应用［J］.社会保障研究，2021，78（5）：60-71.

［41］费孝通.当前城市社区建设一些思考［J］.群言，2000（8）：13-15.

［42］郑杭生.中国特色社区建设与社会建设——一种社会学的分析［J］.中南民族大学学报（人文社会科学版），2008，28（6）：93-100.

［43］朱浩，王良文，林秀芳 . 主动健康视角下城市社区医养结合服务模式创新及其发展路径——以上海、青岛和杭州为例［J］. 社会保障研究，2022（5）：3-13.

［44］青连斌，王羽 . 推动医养康养心养融合发展的若干问题［J］. 湘潭大学学报（哲学社会科学版），2022，46（6）：32-37.

［45］董红亚 . 养老服务视角下医养结合内涵与发展路径［J］. 中州学刊，2018（1）：59-64.

［46］王先菊 . 河南中医药健康养老应对人口老龄化研究［J］. 中国卫生事业管理，2016，33（5）：397-399.

［47］王国强 . 以高度文化自信推动中医药振兴发展［N］. 人民日报，2017-2-24（7）.

［48］李灿东，赵文，魏佳等 . 基于治未病的疾病风险预警［J］. 中华中医药杂志，2019，34（11）：5256-5258.

［49］Best M，Neuhauser D.Avedis Donabedian：father of quality assurance and poet［J］.Quality and Safety in Health Care，2004，13（6）：472-473.

［50］Donabedian A.Promoting Quality through Evaluating the Process of Patient Care［J］.Medical Care，1968，6（3）：181-202.

［51］孙晓英，冯建明，徐静娟 . 老年护理服务质量评价研究进展［J］. 护理研究，2022，36（4）：668-673.

［52］魏炜，朱武祥，林桂平 . 基于利益相关者交易结构的商业模式理论［J］. 管理世界，2012（12）：125-131.

［53］王长青，毛鹏远，陈娜，等 . 医养结合资源的多重整合［J］. 学海，2016（6）：43-47.

［54］孟斌，沈思祎，匡海波等 . 基于模糊 -Topsis 的企业社会责任评价模型——以交通运输行业为例［J］. 管理评论，2019，31（5）：191-202.

【图书】

［1］国家卫生健康委员会疾病预防控制局.中国居民营养与慢性病状况报告（2020年）［M］.北京：人民卫生出版社，2022.

［2］穆光宗.银发中国：从全面二孩到成功老龄化［M］.北京：中国民主法制出版社，2016.

［3］杨燕绥等.银色经济与嵌入式养老服务［M］.北京：清华大学出版社.2018.

［4］国务院发展研究中心社会部课题组.养老服务体系发展的国际经验与中国实践［M］.北京：中国发展出版社.2019.

［5］［德］斐迪南·滕尼斯著，张巍卓译.共同体与社会［M］.北京：商务印书馆，2021。

［6］王琦.中医治未病发展报告（2007–2020）［M］.北京：中国中医药出版社，2022.

［7］梁万年.卫生事业管理学［M］.第2版.北京：人民卫生出版社，2007.

［8］Donabedian A.医疗质量评估与监测［M］.李岩，译.北京：北京大学医学出版社，2007.

［9］方积乾.卫生统计学［M］.第5版.北京：人民出版社，2009.

［10］曾光.现代流行病学方法与应用［M］.北京：北京医科大学中国协和医科大学联合出版社，1996.

［11］王梅欣.新时代养老服务体系构建研究［M］.北京：人民出版社，2020.